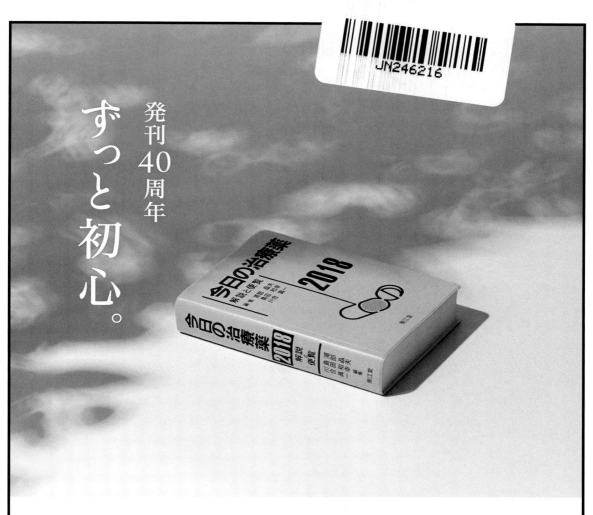

発刊40周年
ずっと初心。

今日の治療薬
解説と便覧 2018

定価(本体4,600円+税)1,472頁 B6判
ISBN 978-4-524-24012-8

| 2018年1月発売 |

『今日の治療薬2018』に掲載している薬価は2018年1月時点のものです。
2018年改定の新薬価は掲載しておりません。

南江堂
NANKODO Since1879

〒113-8410 東京都文京区本郷3丁目42番6号
営業 | Tel. 03-3811-7239 Fax. 03-3811-7230

今日の治療薬 検索 www.chiryoyaku.com

抽選で400名様に Web読者アンケートに答えてプレゼントキャンペーン実施！
プレゼントキャンペーンは2018年1月開始予定です。　→詳しくは今日の治療薬ポータルで

MEDSiの新刊

読むだけで理解が深まる、
「感染症」「集中治療」「総合内科」に次ぐ、大好評シリーズ第4弾!

ER・救急999の謎

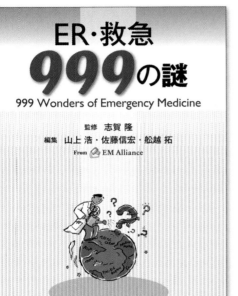

- 監修：志賀 隆　国際医療福祉大学三田病院救急部部長/国際医療福祉大学医学部救急医学講座
- 定価：本体5,500円＋税
- A5変　●頁658　●図・写真108　●2017年
- ISBN978-4-89592-902-8

臨床現場で遭遇するさまざまな「謎」に関し、救急の第一線で活躍する医師が、エビデンスに基づき豊富な経験を踏まえ解説。蘇生、外傷、中毒、呼吸、循環、消化器、神経などの救急医療の柱となる領域をはじめ、多岐にわたる内容をカバー。設問は、基本知識を確認し（A）、さらに理解を深め（B）、トリビア的な知識を身につける（C）、の3レベル。医学生・研修医や若手医師にとって、救急医療の醍醐味を感じつつ楽しく学べる1冊。

目次　1 総論　2 プレホスピタルケア　3 災害医療　4 蘇生　5 循環系　6 呼吸器系　7 消化器　8 腎・泌尿器系　9 神経系　10 感染症　11 内分泌　12 血液　13 外傷　14 外傷以外の筋骨格の障害　15 中毒　16 環境による障害　17 特殊領域　18 検査とクリニカルプレディクションルール　19 その他

好評"999"シリーズ

総合内科999の謎
- 編集：清田 雅智・八重樫 牧人　●定価：本体5,500円＋税
- A5変　●頁654　●図35・写真7　●2015年　●ISBN978-4-89592-821-2

集中治療999の謎
- 編集：田中 竜馬　●定価：本体5,500円＋税
- A5変　●頁644　●図67・写真16　●2015年　●ISBN978-4-89592-801-4

感染症999の謎
- 編集：岩田 健太郎　●定価：本体5,000円＋税
- A5変　●頁590　●図26　●2010年　●ISBN978-4-89592-632-4

MEDSi メディカル・サイエンス・インターナショナル
113-0033 東京都文京区本郷1-28-36鳳明ビル
TEL 03-5804-6051　FAX 03-5804-6055
http://www.medsi.co.jp　E-mail info@medsi.co.jp

2018年 年間予約購読受付中

内科総合誌のパイオニア（Vol.106）

診断と治療

月刊 毎月5日発売 2色刷 B5判
通常号定価（本体2,500円＋税）

年間予約購読料 **39,285円（税込）**
（本体36,375円）

通常号12冊・増刊号1冊 計13冊 送料サービス 約3%割引

〈1号特集〉 先制医療 予防医療の最前線
〈2号特集〉 血管の炎症を俯瞰する
〈3号特集〉 糖尿病診療アップデート2018
〈増刊号〉 イラスト神経診察
　　　　　—OSCEから難病診断そして神経救急まで
〈4号特集〉 腎疾患診療の未来 最新知見のエッセンシャル
〈5号特集〉 職場のメンタルヘルス
〈6号特集〉 サルコペニアと高齢者疾患（仮）

わが国初の小児科誌（Vol.81）

小児科診療

月刊 毎月15日発売 2色刷 B5判
通常号定価（本体2,700円＋税）

年間予約購読料 **49,440円（税込）**
（本体45,778円）

通常号11冊・特大号1冊・増刊号1冊 計13冊 送料サービス 約3%割引

〈1号特集〉 ここまできた小児神経・筋疾患の診断・治療
〈2号特集〉 実践！小児漢方 はじめの一手,次の一手
〈3号特集〉 退院から生後1か月までの保護者の不安に答える
〈4号特集〉 注目すべき国際感染症
〈増刊号〉 小児の治療指針
〈5号特集〉 研修医必携！これだけは知ってほしい薬の使い方
〈6号特集〉 日常診療にひそむ小児リウマチ性疾患

わが国初の産婦人科誌（Vol.85）

産科と婦人科

月刊 毎月20日発売 2色刷 B5判
通常号定価（本体2,800円＋税）

年間予約購読料 **43,050円（税込）**
（本体39,861円）

通常号12冊・増刊号1冊 計13冊 送料サービス 約3%割引

〈1号特集〉 胎児心臓をみる—診断から治療へ
〈2号特集〉 臨床スキルアップのために—画像診断・病理診断・麻酔手技のポイント
〈3号特集〉 生殖医療—知っておきたい最新トピックス
〈4号特集〉 産婦人科が知っておきたい女性アスリートのヘルスケア
　　　　　—基礎知識から治療指針まで
〈増刊号〉 キャリアアップのための専門医・認定医ガイド
〈5号特集〉 エキスパートに聞く合併症妊娠のすべて—妊娠前からのトータルケア
〈6号特集〉 婦人科医が注意すべき悪性腫瘍関連疾患の新知識
　　　　　—他科エキスパートに聞く

子どもの保健と育児を支援する雑誌（Vol.21）

チャイルドヘルス
Child Health

月刊 毎月1日発売 AB判
定価（本体1,500円＋税）

年間予約購読料 **18,850円（税込）**
（本体17,454円）

年12冊 送料サービス 約3%割引

〈1号特集〉 外国人のこどもたちを診る・守る〜多文化共生時代の小児保健〜
〈2号特集〉 いま求められる子育て支援
〈3号特集〉 乳幼児の受診FAQ
〈4号特集〉 これってアレルギー？
〈5号特集〉 変貌する子どもの細菌感染症
〈6号特集〉 LD（学習障害）を支援する

小児神経学会機関誌（Vol.50）

脳と発達

隔月刊 A4国際判
定価（本体1,500円＋税）

年間予約購読料 **9,423円（税込）**
（本体8,725円）

年6冊 送料サービス 約3%割引

診断と治療社
since 1914

〒100-0014 東京都千代田区永田町2-14-2山王グランドビル4F
電話 03（3580）2770　FAX 03（3580）2776
http://www.shindan.co.jp/
E-mail:eigyobu@shindan.co.jp

累計40,000部突破！　大人気シリーズ

先生に教えてもらって、呼吸器が好きになりました！

レジデントのための やさしイイ呼吸器教室 第2版

滋賀医科大学呼吸器内科講師
Dr.長尾大志の やさしイイシリーズ

ベストティーチャーに教わる全27章

- 学会等で売上1位を記録した好評書が早くもバージョンアップ。新章「肺炎ガイドラインによるエンピリック治療」書き下ろしを含む改訂で、ますます充実しました。
- 日々、講義や実習で指導を行う中で見えてくる「みんながつまずくポイント」を、著者ならではのティーチングセンスでわかりやすく解説。
- これから呼吸器内科をローテートする方はもちろん、呼吸器診療のエッセンスを身につけたい他科の先生方にもお勧めします。

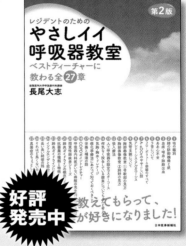

好評発売中

B5変型判・512頁・2色刷
定価（本体4,500円+税）
ISBN 978-4-7849-4373-9

あっ、そういうことだったのか…目からウロコの入門書

レジデントのための やさしイイ胸部画像教室

ベストティーチャーに教わる
胸部X線の読み方考え方

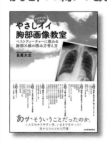

ベストティーチャー賞受賞の著者が、胸部X線とCTの読み方を「わかりやすさ最優先」でお教えします。

B5判・288頁・カラー
定価（本体4,200円+税）
ISBN 978-4-7849-4420-0

みんながつまずく"苦手ポイント"をていねいに解説

レジデントのための やさしイイ血ガス・呼吸管理

ベストティーチャーに教わる
人工呼吸管理の基本と病態別アプローチ

呼吸生理の基礎から人工呼吸の原理まで、ステップ・バイ・ステップでマスター。

B5変型判・224頁・カラー
定価（本体4,000円+税）
ISBN 978-4-7849-4538-2

日本医事新報社
〒101-8718　東京都千代田区神田駿河台2-9

ご注文は
TEL： 03-3292-1555
FAX： 03-3292-1560
URL： http://www.jmedj.co.jp/

書籍の詳しい情報は小社ホームページをご覧ください。
[医事新報] [検索]

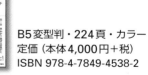

巻頭言

　近年，肺癌は日本の死因トップに躍り出ていますが，この背景として超高齢社会，禁煙対策の遅れが挙げられます。2015年の肺癌による死亡数は74,478人，つまり1日約200人の方が死亡している現状をふまえ，臨床呼吸器の領域では「治る肺癌を早く見つけて速やかに治療する」ことが大変重要となっています。もちろん，第一線の地域医療を担う先生方においても，肺癌の早期発見・早期診断は日常の重要な課題と言えます。

　欧米では肺癌は専門病院に集まる傾向がありますが，わが国では地域の先生方が自施設で肺癌検診＝「個別検診」を行い，ある程度まで質的診断を行って専門医へ紹介しています。肺癌診療は専門病院と家庭医（かかりつけ医）が二人主治医の体制で行う方向性が厚生労働省から示され，今後ますます地域の先生方の臨床における重要性が高まると予想されます。

　私は現在地域のがんセンターに勤務し，地域の先生方とも密接に連携を図り，肺癌診療を行う体制を構築しています。しかし地域によっては，肺癌はどの医療機関でどの診療科の医師に相談すればよいのかがわかりにくいことから，その方針が宙に浮いたままとなり，その結果，肺癌の早期診断も不十分となり，進行肺癌になっても治療が開始されないといった状況があることも散見されます。

　本書では，肺癌の診断，特にデジタル画像での胸部X線写真の解剖，読影の基本，胸部X線写真とCT画像の相関を中心に解説しました。これは20年前から我々が毎年開催している「寺子屋式の肺癌画像診断の勉強会：肺がん画像診断セミナー」の内容そのものであり，その講師陣に最新の情報を記述して頂きました。

　胸部X線写真の読影から，最新のCT診断，病理診断，免疫チェックポイント阻害薬による肺臓炎の診断まで幅広く，最新の理論をふまえながら，実践に役立つ知恵を身に付ける教材として，本書が幅広く読者の診療現場で役立つことを願っています。

神奈川県立がんセンター呼吸器内科部長　山田耕三

CONTENTS

肺癌を見逃さない！
画像読影のコツを押さえよう

jmedmook 53
2017年12月

1章　肺癌の読影における胸部X線写真およびCTの役割

01	肺結節病変におけるX線写真の役割	黒﨑敦子	1
02	CT画像で肺癌はどうみえるのか	黒﨑敦子	7
03	肺癌検診について	黒﨑敦子	10

2章　肺癌を見落とさないための胸部X線写真読影の基本と解剖

| 04 | X線写真の読影の基本と読影に際して押さえておくべき解剖（正常構造） | 佐多将史 山田耕三 | 14 |
| 05 | X線写真とCT画像の相関 | 佐多将史 山田耕三 | 20 |

3章　肺癌を読影するための非癌病変の画像診断

| 06 | 一見肺癌にみえる非癌病変 | 佐藤　功 | 25 |
| 07 | 非癌病変に特有なサイン，典型的な画像 | 佐藤　功 | 32 |

4章　肺癌のCT診断──良性，悪性の鑑別

08	CT画像診断の悪性サイン，良性サイン	本田　健 関　順彦	40
09	CT画像の読影手順	本田　健 関　順彦	47
10	CT画像でみる肺癌典型例	本田　健 関　順彦	53

5章　すりガラス陰影を呈する病変の鑑別診断

11	pure GGNとmixed GGN	齋藤春洋	61
12	GGN病変の鑑別と経過観察	齋藤春洋	67
13	特殊なGGN症例	齋藤春洋	71

6章　肺病変と気管支の解析——気道の視点から病変を読む

14	気管・気管支の構造と画像への投影	森谷浩史	**74**
15	気管・気管支に着目した病変の読影	森谷浩史	**83**
16	気道・肺・縦隔に関連する画像サインと慣用語	森谷浩史	**97**

7章　充実型病変を呈する病変の鑑別疾患

17	充実型病変の典型例	村上修司	**110**
18	充実型肺癌と充実型の非癌病変の鑑別	村上修司	**116**
19	PET はどこまで役に立つのか	村上修司	**120**

8章　肺癌を見落とさないための肺野病変の質的診断

20	肺癌のサインは?　組織型別の特徴的なサインは?	近藤哲郎	**125**
21	thin-section CT (TS-CT) を用いた内部構造の解析と比較読影の重要性	近藤哲郎	**131**
22	造影剤を使用した CT は鑑別に役立つのか	近藤哲郎	**134**

9章　今話題の分子標的薬や免疫チェックポイント阻害薬の肺障害

23	癌薬物療法で起こる薬剤性肺障害	加藤晃史	**136**
24	EGFR チロシンキナーゼ阻害薬による肺障害	加藤晃史	**139**
25	免疫チェックポイント阻害薬の肺障害	加藤晃史	**141**

10章　肺癌を見落とさないためのまとめ
——各所見の重要な項目・鑑別の方法・経過観察の重要性など

26	肺結節の辺縁性状，内部性状の評価	負門克典	**144**
27	周囲の既存構造と病巣の関係をどう把握するのか	負門克典	**151**
28	経過観察の重要性	負門克典	**156**

11章　病理所見と画像所見の相関

| **29** | 2015 年版 WHO 肺癌組織分類の要点—— 2004 年版との比較 | 横瀬智之 | **159** |
| **30** | 肺癌組織分類をもとにした病理所見と画像所見の相関 | 横瀬智之 | **165** |

| 索 引 | **174** |

■ 執筆者一覧（掲載順）

山田耕三　神奈川県立がんセンター呼吸器内科部長

黒﨑敦子　公益財団法人結核予防会 複十字病院放射線診断部長

佐多将史　神奈川県立がんセンター呼吸器内科（現 自治医科大学呼吸器内科）

佐藤　功　香川県立保健医療大学学長

本田　健　帝京大学医学部附属病院腫瘍内科助教

関　順彦　帝京大学医学部附属病院腫瘍内科教授

齋藤春洋　神奈川県立がんセンター呼吸器内科医長

森谷浩史　大原綜合病院副院長／画像診断センター長

村上修司　国立がん研究センター中央病院呼吸器内科

近藤哲郎　神奈川県立がんセンター呼吸器内科医長

加藤晃史　神奈川県立がんセンター呼吸器内科医長

負門克典　がん研有明病院画像診断部呼吸器領域担当部長

横瀬智之　神奈川県立がんセンター病理診断科部長

1章 肺癌の読影における胸部X線写真およびCTの役割

01 肺結節病変におけるX線写真の役割

POINT
▶胸部X線写真（以下，本書ではX線写真）の見落とし／読みすぎを防ぐためには，①〜③が重要！
① 見落としやすい部位があることを意識する。
② 比較読影をする。
③ 異常陰影を見つけたら，病変の成り立ちを考える（X線写真だけで診断可能な病変か？すぐ精査が必要な病変か？）。

1　X線写真の見落としを防ごう

■ X線写真は日常診療の中で最も利用され，かつ病変発見の最初の関門とも言える胸部画像検査法である。①病変があるか（存在診断），②悪性病変が疑われるか（質的診断），③悪性なら浸潤や転移の可能性はどうか（病期診断）の3つのステップのうち，特に存在診断に関して大きな役割を担っている。それだけに病変の見落としは避けたい。

■ 見落としの要因を**表1**に，見落としやすい部位を**図1**に示した。

表1　見落としの要因

- 病変が小さい（径2cm以下）
- 濃度が低い
- 境界が不明瞭
- 結節を呈さない
- 見落としやすい部位（肺尖部，肺門，横隔膜下，縦隔，骨などに重なり合う部位）に存在している
- 病変が複数ある
- 肺に既存病変がある

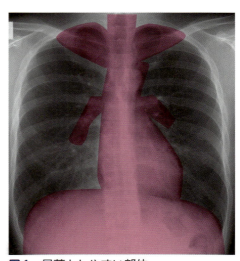

図1　見落としやすい部位

■ 個々に読影ルーチンを決めて，初心に帰って読影しよう．左右に時系列に画像を並べて比較読影することも有用である．図2〜4に実例を挙げた．

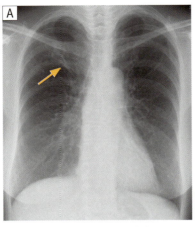
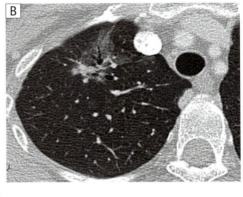

図2　第1肋骨に重なる病変
A. X線写真．左右を比較すると，上肺野に濃度差がある．右第1肋骨前方部分に重なる不整形の索状影がある（➡）．
B. CT画像．右上葉腹側にすりガラス濃度と軟部組織濃度からなる分葉状で周囲構造の集束を伴う約3cm大の結節（part-solid nodule）がある．肺胞上皮置換型部分と浸潤部分からなる腺癌である．

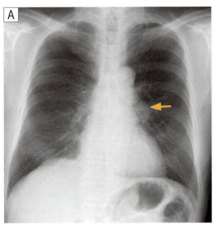
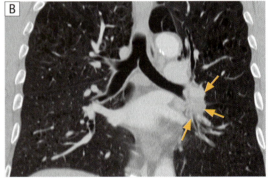

図3　肺門に重なる病変
A. X線写真．左肺門に腫大がみられる（➡）．
B. CT画像．左肺門部に腫瘤（扁平上皮癌）がある（➡）．

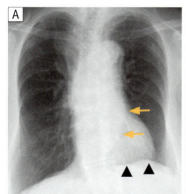
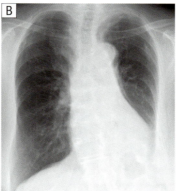
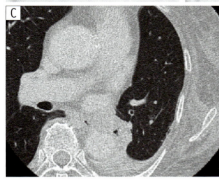

図4 無気肺
A. 正常時のX線写真。下行大動脈辺縁（➡）および左横隔膜影（▲）は明瞭である。
B. 4カ月後のX線写真。左下葉無気肺が生じている（左下肺野心陰影に重なる部分の透過性低下，下行大動脈左側縁および左横隔膜影は不明瞭化し，左肺全体の容積減少）。
C. 左下葉支基部の扁平上皮癌により左下葉は完全無気肺に陥っているのがCT画像により確認できる。

2 CTを撮影する前に──X線写真だけで診断が可能な病変

- 「異常陰影＝CT室へ直行」ではない。X線写真だけで診断が可能な病変（**表2**）はあるので，論理的に画像をみて精査が必要かどうか判断しよう（**図5～7**）。

表2 X線写真で診断できる病変

病変	診断の糸口
肉芽腫	びまん性，層状，中心性の石灰化
乳頭	左右対称，マーキングし再度撮影
骨島	どの撮影体位でも肋骨との位置関係が同じ
肋骨骨折	どの撮影体位でも肋骨との位置関係が同じ，骨折線の存在
いぼ（疣贅）	皮膚の観察
肋軟骨部骨化	肋骨先端部に一致（特に第1肋骨）
骨棘	椎間に存在
pericardial fat pad	側面像での確認
apical cap	5mm厚以下の平滑ないし波状の胸膜肥厚様陰影
腕頭動脈蛇行	cervicothoracic sign
食道裂孔ヘルニア	胃泡の存在

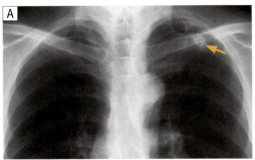
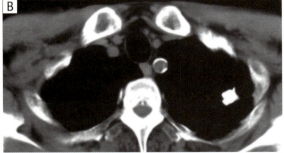

図5　肉芽腫
A. X線写真。左鎖骨，第1肋骨，第4肋骨と重なり，径1.5cmの結節影がある（➡）。反対側の骨が3つ重なる部位よりも濃度が高いことから，結節は石灰化病変であることがわかる。
B. CT画像（縦隔条件）。結節はほぼびまん性の石灰化病変である。

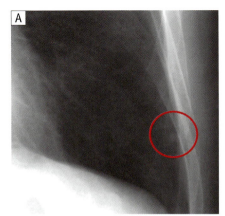
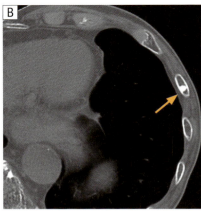

図6　骨島
A. X線写真。左下肺野（赤丸内）に径5mmの境界明瞭で高濃度の結節がある。
B. CT画像。肋骨骨髄内に骨皮質と同様の高吸収の緻密骨がある（➡）。

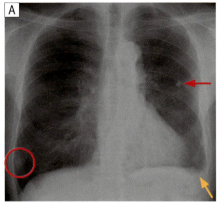
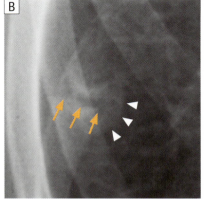

図7　肋骨骨折
A. X線写真。右下肺野に径1cmの結節がある（赤丸内）。なお，左中肺野の石灰化結節（➡）と左肋骨横隔膜角の鈍化（➡）は陳旧性変化である。
B. 拡大すると，骨折線（➡）と，仮骨形成（△）が観察できる。

3 X線写真でスルーされがちな病変とは？

- 病変を見つけたにもかかわらず、経過観察でよいとしてしまう質的判断の誤りも避けたい。
- 肺癌は結節を呈するものばかりではない。正常ではみられるはずの構造がみえなかったり、正常ではみられない陰影が目に入ったら、立ち止まってその理由を考えよう。
- 図8では、経年的に右小葉間裂の部分的な偏位が生じ、偏位した小葉間裂の頭側に径

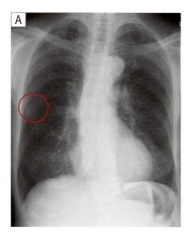

図8　右上葉肺腺癌
A. X線写真。右中肺野外側（赤丸内）に結節影があるが、境界不明瞭で質的診断は難しい。
B. 右中肺野外側に着目し、過去のX線写真を観察すると、境界不明瞭な結節の出現（➡）とともに小葉間裂の頭側への偏位（△）が生じており、周囲構造の集束を伴う肺癌の出現と増大が強く疑われる。
C. CT画像。右上葉S^2に径2cmのすりガラス濃度と軟部組織濃度（part-solid nodule）からなる結節がある。周囲構造の集束や胸膜陥入像を伴う。腺癌である。
D. X線写真とCT冠状断（再構成画像）と対比すると、癌（➡）と小葉間裂の胸膜陥入（△）に対応している。

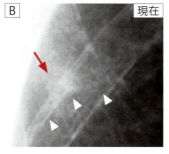
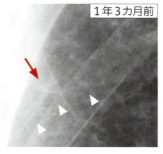
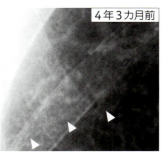

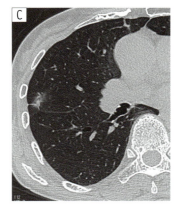
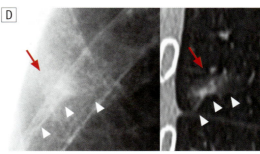

1cm程度の淡い陰影が生じている。すりガラス結節を呈するlepidic growthの腺癌がしだいに増大し周囲構造を引き込んでいる経過が強く疑われる所見である。

- 図9では，左上肺野に斜走する線状影があるが，正常の肺紋理の走行では説明ができない。この線状影に重なり3cm程度の範囲で淡く境界不鮮明な透過性の低下域がある。CTでは境界明瞭かつ分葉状で周囲構造の集束を伴うpart-solid noduleであり，肺癌と診断できる。

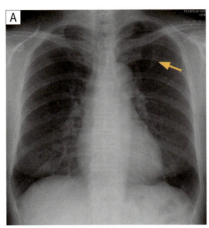
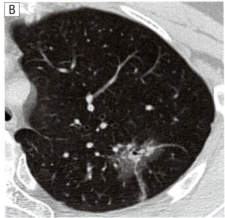

図9　左上葉肺腺癌
A．X線写真。左上肺野に血管の走行では説明のできない線状影がみられる（➡）。
B．CT画像。すりガラス濃度と軟部組織濃度からなる結節（part-solid nodule）の左上葉肺腺癌である。

——————————————————————————————————黒﨑敦子

02 CT画像で肺癌はどうみえるのか

POINT ▶ 肺結節の胸部高分解能CT診断では，①大きさ，②辺縁（境界）の性状，③内部の性状，④周囲構造との関係，⑤経時的変化を検討する。

1 CT画像における肺癌を疑う各種サインとは？

- 肺結節の質的診断には，胸部高分解能CT*で①大きさ，②辺縁（境界）の性状，③内部の性状，④周囲構造との関係，⑤経時的変化について検討する[1〜3]（**表1**）。

  *薄層による胸部高分解能CTは欧文ではhigh-resolution CT（HR-CT）またはthin-section CT（TS-CT）と記載されるが，本書では以下，TS-CTと呼称する。

- 図1〜4で示すように，悪性が疑われる所見（アンダーライン部）がないかを丹念にみよう。なお，本項目に関しては，4章，8章，10章で詳しく述べられているので参照されたい。

表1 肺結節の評価項目

① 大きさ
② 辺縁（境界）の性状 鮮明／不鮮明，平滑／不整，周囲に向かって凹か凸か，棘状突起（spicula：スピキュラ），分葉，ノッチ
③ 内部の性状 すりガラス濃度，軟部組織濃度，均一／不均一，空洞，気管支透亮像，石灰化，脂肪
④ 周囲構造との関係 周囲構造の集束の有無（例：胸膜陥入像），散布巣，静脈，小葉間隔壁，区域・亜区域との関係
⑤ 経時的変化

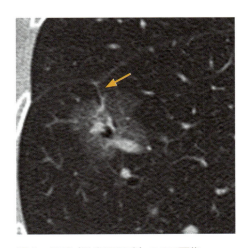

図1 腺癌（微少浸潤癌）のCT画像
ほぼすりガラス濃度からなるpart-solid noduleである。境界明瞭で分葉状，胸膜陥入（➡）を伴う。病変内には気管支透亮像がある。

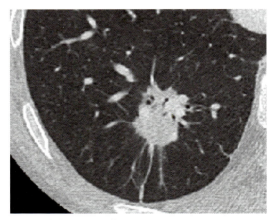

図2　腺癌のCT画像
境界明瞭で不整，棘状突起（スピキュラ）や周囲構造の集束や胸膜陥入を伴うsolid noduleで，内部には気管支が透見される。

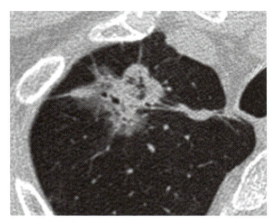

図3　腺癌（浸潤性腺癌）のCT画像
すりガラス濃度と軟部組織濃度からなる結節である。境界明瞭で分葉を呈し，スピキュラ，周囲構造の集束，胸膜陥入を伴う。内部には気管支が透見される。

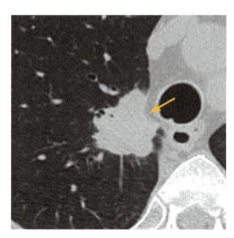

図4　腺癌（乳頭型腺癌）のCT画像
全体が軟部組織濃度からなる結節である。境界明瞭で分葉を呈し，スピキュラ，周囲構造の集束，胸膜陥入/弯入（➡）を伴う。

2　空洞，石灰化，散布性陰影について

空洞は良性疾患でも悪性疾患でもみられる

- 空洞をきたす疾患は，炎症性疾患，肉芽腫性疾患，悪性腫瘍（原発性，転移性）など多岐にわたる。
- 肺癌の空洞の成因としては，腫瘍の増大過程での乏血性壊死や感染あるいは出血，腫瘍細胞からの蛋白融解酵素，発育過程での肺胞壁破壊と二次的な嚢胞化，腫瘍塊による細気管支のcheck valve現象，肺動脈内腫瘍塞栓とその周囲の線維化による

check valve現象，粘液産生癌では充満した粘液による肺胞壁破裂，既存の肺囊胞や空洞性病変など，様々な要因が挙げられている。

石灰化・骨化は良性疾患でも悪性疾患でもみられる

- 石灰化の成因としては異栄養性石灰化と異所性石灰化がある。骨化が生じる場合もある。
- いずれも組織に沈着したカルシウムが高吸収としてとらえられ，良性病変の場合が多いが時に悪性病変でもみられる。
- びまん性，層状，中心性分布，ポップコーン状，同心円状を呈する場合には良性を示唆するとされる。

散布性陰影は経気道性疾患を示唆する

- 結核をはじめとする経気道炎症性疾患にみられることが多いが，肺癌でも粘液産生性やmicropapillaryの要素がある腺癌の場合に散布巣様病変がみられることがある。

3 肺癌の腫瘍倍加時間について

- 腫瘍倍加時間（volume doubling time；VDT）　ないしは腫瘍倍増速度（tumor doubling time）は以下の式で求められる。

$$VDT = \frac{（経過日数 \times \log 2）}{（3 \times \log [今回検査日の腫瘍径／前回検査日の腫瘍径]）}$$

- 一般に細胞は分裂能が高いほど，腫瘍倍加時間は短くなる。肺結節の診断には経時的観察が必要であるが，腺癌533±381日，扁平上皮癌129±97日，小細胞癌97±46日と，組織型によりVDTは異なる[4]。特にlepidic typeの腺癌の9割は1年以上のslow growing typeである[5]。
- 各メーカーの3Dワークステーションには CT肺結節三次元画像解析が搭載されており，ワンクリックで径や体積の経時比較や腫瘍倍加時間が表示できるようになっている。

文献
1) Erasmus JJ, et al：Radiographics. 2000；20(1)：43-58.
2) Erasmus JJ, et al：Radiographics. 2000；20(1)：59-66.
3) 肺癌取扱い規約. 第8版. 日本肺癌学会, 編. 金原出版, 2017, p38-49.
4) Aoki T, et al：AJR Am J Roentgenol. 2000；174(3)：763-8.
5) Hasegawa M, et al：Br J Radiol. 2000；73(876)：1252-9.

黒﨑敦子

1章 肺癌の読影における胸部X線写真およびCTの役割

03 肺癌検診について

POINT

▶ 可能な限り，二重読影，比較読影を行う。

▶ 被曝低減や精度管理は重要である。

▶ 第二の眼（認定技師やコンピュータの助け）を活用しよう。

1 X線写真およびCTによる肺癌検診について

■ 本邦で肺癌の罹患率，死亡率は増加傾向にある[1]。現在肺癌検診としては主にX線写真，喀痰検査，CTが行われている。

■ **表1**[2, 3]に示すように，低線量CT，超低線量CTでは通常のCTに比べて被曝量が大幅に低減され，X線写真の数倍程度まで低減されていることがわかる。

■ 画質の点でも，近年の逐次近似法をはじめとする技術的な進歩により，すりガラス結節のような淡い陰影でも十分な画質が得られるようになってきている。

■ 検診対象者，撮影条件，放射線被曝管理，判定基準，精度管理などに関しては日本

表1 各種放射線検査の実効線量の比較

検査種		実効線量（mSv）
X線写真	胸部	0.02〜0.06
	頭部	0.07〜0.09
	腰椎	1.3〜1.45
	腹部	1.0〜1.24
透視検査	上部消化管	1.5〜3.33
	注腸	2.68〜7.00
CT	通常CT	4.6〜20.5
	低線量CT*1	0.41
	超低線量CT*2	0.04〜0.09

＊1 複十字病院での肺癌CT検診
＊2 小諸総合病院での肺癌CT検診

（文献2および3を参考に作成）

CT検診学会の「肺がんCT検診ガイドライン」があるので参照されたい[4]。

2 サブトラクション

- 読影を手助けしてくれる機能として，経時差分(temporal subtraction；TS)画像，エネルギー差分(dual energy subtraction；ES)画像，骨抑制(bone suppression；BS)画像の3つを紹介する。

経時差分(TS)画像(図1)

- 画像読影の際には現在画像と過去画像を比較することが望ましい。ビューワをそのように設定して必ず比較読影を行うようにする。
- 人間の眼で見比べることにより行っている画像の引き算を行うソフトで，各メーカーから経時差分画像やtemporal subtractionあるいはTS画像の名称で提供されている。読影時間の短縮と診断確信度の向上に役立つことが実証されている。

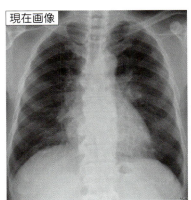
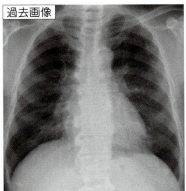
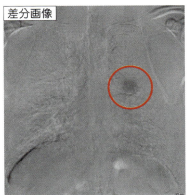

図1　TS画像
差分画像では左中肺野に結節が明瞭に描出されている(赤丸内)。

(写真提供：富士フイルムメディカル株式会社)

エネルギー差分(ES)画像(図2)，骨抑制(BS)画像(図3)

- 骨構造を除去した画像を提供するソフトである。低エネルギーと高エネルギーで撮影された画像を処理することで，骨の画像と軟部組織の2種類の画像(ES画像)を作成する手法と，骨構造を想定して骨陰影を除去した画像(BS画像)を提供する方法がある。
- 見落としの原因として，肋骨，鎖骨，胸骨，肩甲骨などの骨構造の重なりがあるので，見落としを防げる可能性が高い。

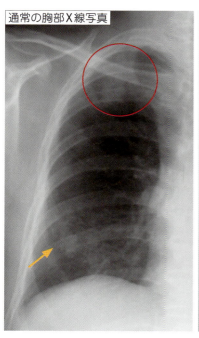 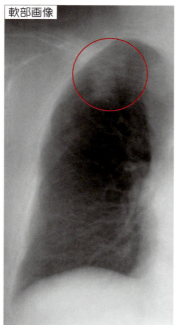 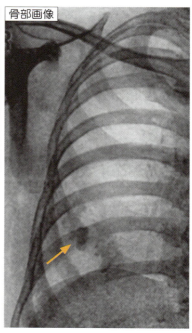

図2　ES画像
肺癌と陳旧性病変が併存している症例である。肺癌（赤丸内）は軟部画像のみに，陳旧性病変の石灰化（➡）は骨部画像のみに描出されている。

（写真提供：富士フイルムメディカル株式会社）

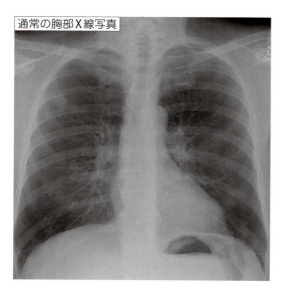 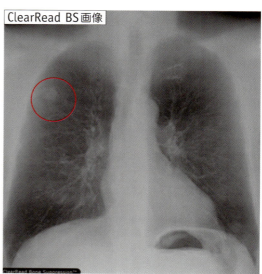

図3　BS画像
胸部X線の画像から，肋骨・鎖骨を透過させた追加画像（BS画像）を生成している。BS画像では右第3肋骨に重なる結節（赤丸内）が明瞭に描出されている。

（写真提供：株式会社東陽テクニカ）

3 今後の展望

■ 日本肺癌学会や日本人間ドック学会でも推奨しているように，検診読影では二重読影，比較読影を行うことが望ましい[5]。

■ しかし，読影に従事する医師の確保が十分ではない場合には，先に挙げたようなサブトラクション技術の利用や，肺がんCT検診認定技師[6]による一次チェックの導入などをお勧めしたい。

文 献

1) 国立がん研究センターがん対策情報センター：がん登録・統計.（2017年9月閲覧）
http://ganjoho.jp/reg_stat/

2) United Nations Scientific Committee on the Effects of Atomic Radiation: UNSCEAR 2000 Report to the General Assembly, with Scientific Annexes. Vol. I. ANNEX D, p293−496.

3) ICRP Publication 87. Ann ICRP. 2000；30(4)：10.

4) 日本CT検診学会：肺がんCT検診ガイドライン.（2017年9月閲覧）
http://www.jscts.org/index.php?page=guideline_index

5) 肺癌取扱い規約. 第8版. 日本肺癌学会, 編. 金原出版, 2017, p191.

6) 肺がんCT検診認定機構.（2017年9月閲覧）
http://www.ct-kensin-nintei.jp/

―― 黒﨑敦子

04 X線写真の読影の基本と読影に際して押さえておくべき解剖（正常構造）

POINT

▶ X線写真を撮影する目的は，①肺野〜縦隔の異常の検出と，②その局在診断の2つである。

▶ X線写真の読影の基本で最も重要なポイントは，正常の画像所見を知ること。正常のX線写真がわからなければ，問題となる異常を指摘することはできない。

▶ 過去のX線写真と必ず比較読影する。画像の変化をみることで異常を指摘しやすくなる。比較読影は6カ月〜2年前のX線写真が望ましいとされ，1〜2カ月前の写真は避ける。

▶ 自分で順序よく読影する手順を決める。

▶ 肺癌を見落としやすい肺野の位置を理解しておく。

1 読影の手順

- X線写真は骨から軟部陰影，上腹部を含め胸郭全体を観察できるので，体の上半身全体のスクリーニングや通常の胸部検診としての簡易な経過観察に適している。X線写真から得られる情報量は多いので，日常診療においては肺癌などの肺の悪性病変だけでなく，気道および肺内の炎症病変や胸膜の病変，心臓の異常を発見する契機になる。
- しかしX線写真の読影を始めたばかりのときには，どうしても異常陰影を指摘できなかったり，胸部異常陰影を指摘した後，CT撮影を行ってもX線写真上に異常を認めないことがあったりする。
- 何らかの疾患を疑ってX線写真を撮影した場合，当該疾患にまつわる陰影のみに意識が集中し，他部位の陰影の読影がおろそかになりがちである。たとえば心不全を疑いX線写真を撮影し，心臓の大きさのみが気になり，肺野の異常陰影を見逃したといったケースがその代表である。同じことは肺の異常陰影の場合にもある。肺尖部の陳旧性病変が気になり，横隔膜下の肺癌を見落とすケースもある。
- これらのことは，手順を踏まずに読影を行うと，このようないわゆるピットフォールに陥る可能性が高まることを意味している。できるだけ決まった手順で読影すること

を推奨する．様々な読影法が提唱されているが(後述)，いろいろな読影の方法の如何によらず，自分なりの一定の手順を決めて読影することが肝要である．

筆者らの読影手順

- 筆者らは肺癌専門の呼吸器内科医であり，肺野以外の陰影の読影を見逃しがちであるため以下の手順を用いている．
  ① 先に肋骨や椎体の骨胸郭の観察を行い，続いて縦隔〜心陰影，そして気管〜気管支，肺野の順で読影する．
  ② 肺野は，肺尖(右➡左)➡中肺野・肺門(右➡左)➡下肺野(右➡左)➡横隔膜裏(右➡左)といったように，左右を比べながら読影する("胸部X線写真の左右差"を意識する)．
- 繰り返しになるが，1つの目的や異常があるとそれ以外の真の異常陰影を見逃すことが多いため，可能な限り自分自身の読影手順を組み立てることが必要である．

2 正常の構造

- X線写真は生体という立体構造物を二次元に投影したものであり，正常構造の前後の重なりで陰影が形成される．特に肺門部は，気管支，肺動脈，肺静脈が入り組んだ複雑な構造をしている(図1)．これらの構造をX線写真で完全に分離することは不可能であり，押さえておくべき構造は限られるが，細かい解剖とX線写真との関係は紙面の関係上，放射線の成書に任せることとする．

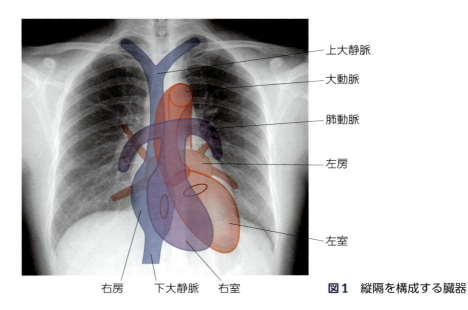

図1　縦隔を構成する臓器

- 本稿では正確な画像解剖の解析ではなく，肺癌を見落とさないために押さえるべき重要な正常解剖に絞って解説する。

X線写真で黒くみえるところだけが肺ではない（図2）

- X線写真で黒くみえるところ以外にも正常な肺が存在する。大動脈弓部の高さより頭側では胸椎の前方で左右の肺が接近し，X線写真の縦隔に線を形成する（図2A）。後接合線（図2A，B ➡）と呼ばれ，ここまで両側の肺が広がっていることを意味している。一方，気管分岐部の高さでは，胸骨の背側で左右の肺が接近し，縦隔領域に線をつくる。前接合線（図2A，C ➡）と呼ばれ，この領域まで前面では肺が広がっていることを意味している。
- 縦隔線をチェックする最大の意味合いは，左右の肺野がこの縦隔の領域まで広がっていることを知ることであり，脊椎や縦隔近傍に発生した肺癌をX線写真で拾う重要な手法になる。

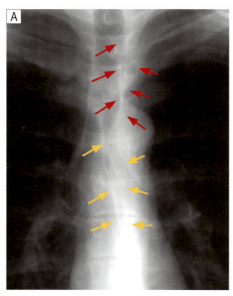

➡は後接合線，➡は前接合線を示している。

図2 縦隔線（後接合線と前接合線）

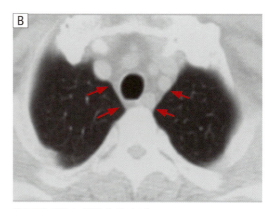

CT画像でみた後接合線（➡）。

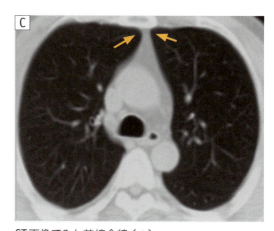

CT画像でみた前接合線（➡）。

肺門は左右で高さやその大きさが異なる（図3）

- 通常は右よりも左肺門が1.5cmほど高くなる。この関係が崩れている場合，無気肺や間質性肺炎などで肺野が縮んでいるか，肺内の腫瘤などで肺門部構造が変わっていることを想起させる。
- 右肺門は上肺静脈と肺動脈の陰影により逆「く」の字にみえるのが基本である。左肺門はA-P window（大動脈肺動脈窓）と言われる下行大動脈と左肺動脈の間に読影のキーポイントがある。これらの形が崩れているときや左右の大きさに違いがあるときは，リンパ節腫大や肺門型の肺癌を疑う所見と考えてよい。

気管分岐角と右傍気管線（図4）

- 気管分岐は，右は25度，左は35〜45度の角度で分岐している。分岐角が開大している場合は気管分岐部下にリンパ節腫大があることを想像させる。
- 気管右側は傍気管線と呼ばれ，気管壁＋縦隔結合織＋2枚の胸膜の構造のため，その厚みは通常1〜2mm程度である。この幅が厚いときは縦隔リンパ節腫大の存在を考えなければならない。

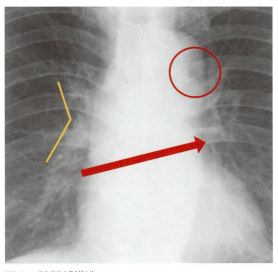

図3　肺門部構造
右肺門は逆「く」の字型（黄線）。赤丸はA-P window。
右肺門より左肺門が1.5cm高い（赤太矢印）。

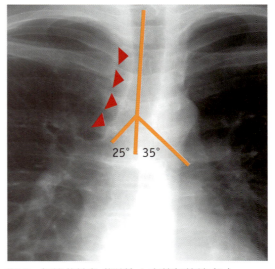

図4　気管分岐角（橙線）と右傍気管線（▶）

横隔膜の高さと肋骨横隔膜角（図5）

- 深吸気でかつ正しい体位で撮影されている場合，右横隔膜の最上縁は第10肋骨背部と第6肋骨前部の交差する高さになることが多い。左横隔膜はさらに1/2肋間分低位になる。
- 横隔膜の高さの左右差は重要であり，高低は個人差があるが，肺気腫や間質性肺炎の存在を見分けることができる。正常の範囲を超えて横隔膜の上昇がある場合は横隔神経麻痺や無気肺が存在している可能性が考えられる。
- 肋骨横隔膜角は通常鋭角である。高度の肺気腫の場合は横隔膜が平低化するために鈍角になるが，通常は肋骨横隔膜角の鈍化は胸水貯留を示唆する所見である。

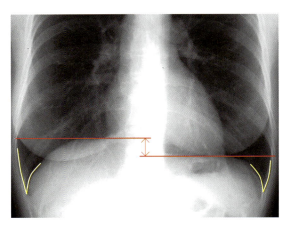

図5　横隔膜の高さと肋骨横隔膜角
通常，左右の肋間は約1/2肋間分の高低差がある（赤線）。また，左右の肋骨横隔膜角は鋭角である（黄線）。

3 肺癌を見落とさないための読影手法

- ここで参考までに2つの読影手法を紹介する。

小三J読影法[1]

- 「小三J読影法」という読影手法が推奨されている。図6のように小(A)は気管〜気管支を読影し，肺尖部の左右差をみる。三(B)は両側の肺と肺門部の左右差をチェックしながら読影する。J(C)は縦隔から両側の横隔膜下，心臓縦隔近傍を読影する。この手順であれば，大きな見落としは避けることができると考えられる。

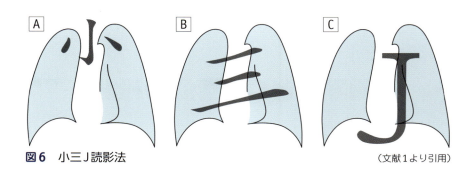

図6　小三J読影法　　　　　　　　　　　　　　　　　　　　　　（文献1より引用）

肺癌を見落としやすい肺野の位置を理解しておく

- 図7[2]は過去のX線写真との比較で明らかになった肺癌の存在部位を示したものである。この図から両側上葉に肺癌の発生が多いこと，肋骨や肩甲骨，鎖骨といった骨成分が多い領域という解剖学的なものから，両肺野上部や縦隔近傍，心陰影近傍に見落とした肺癌が多いことがわかる。
- このように見落としやすい肺野の領域を念頭に置くことで，より肺癌を見落とさない読影が可能になる。

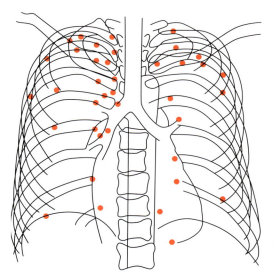

図7　比較読影で明らかな肺癌の存在部位
（文献2より引用）

文献

1) 佐藤雅史：胸部写真の読み方と楽しみ方．学研メディカル秀潤社，2003，p10．
2) 栗山啓子：肺野型肺癌の画像診断．南山堂，1998，p84．

　　　　　　　　　　　　　　　　　　　　　　　　　　　　——佐多将史，山田耕三

2章 肺癌を見落とさないための胸部X線写真読影の基本と解剖

05 X線写真とCT画像の相関

POINT

▶ X線写真を撮影する目的は，①肺野〜縦隔の異常の検出と②その局在診断であるため，精密な検査を行いたい場合や，X線写真で異常が疑われる場合の確認，その後の検査方針を決める際にはCT検査が必要である。

▶ 説明のつかない陰影は必ずCTを施行する。

▶「CTで確認する必要はない」ものを押さえておこう。

1 どのような所見があれば胸部CTまで行うか？

- X線写真を撮影する目的は，①肺野の異常の検出と②その局在診断である。したがって，さらに精密な検査を行いたい場合や，X線写真で異常としたものの実際の確認，その後の検査方針を決めるにはCT検査が必要である。
- 症例1はX線写真（**図1A**）のみならず，CT検査も必要だろうか？
- X線写真では陰影（**図1A**➡）が指摘できる。確かに左右差があり，異常陰影にみえる。CT画像では鎖骨内の硬化像（**図1B**➡）であることが確認され，この症例は経過観察となった。

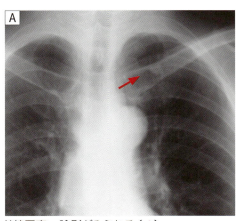

X線写真。陰影がみられる（➡）。　　CT画像。鎖骨内の硬化像がみられる（➡）。

図1 症例1

- 症例1は，X線写真の段階で，鎖骨と重なっていても陰影の濃度が高いことがわかる。したがって，指摘された陰影は，骨と同等またはそれ以上の濃度の高い成分を持ったものと判断でき，「わざわざCTで確認する必要がない症例」の代表と考えられる。
- 症例2のX線写真（図2）はどうだろうか？ はたしてCT検査が必要になるかどうか迷う症例である。確かに図2➡のところで左右差が指摘できる。陰影の位置は左第1肋骨の骨軟骨に一致し，しかも足側方向に陰影は伸びている。これは正常の第一肋骨の骨軟部にはよくみられる所見であり，これもわざわざ胸部CT検査を行う必要がない代表的な症例と言える。
- 症例3はどうだろうか？ X線写真（図3A）では縦隔の➡の箇所に大きな陰影の存在が疑われる。
- 通常であれば，即，胸部CT検査をしたいところだが，側面像（図3B）をみると，➡の部位に液体貯留＋空気像が指摘できる。この所見は食道裂孔ヘルニアの特徴的な所

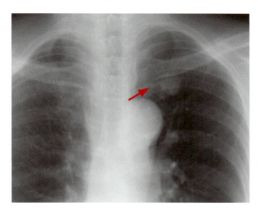

図2 症例2
X線写真。正常の第1肋骨の骨軟部に陰影がみられる（➡）。

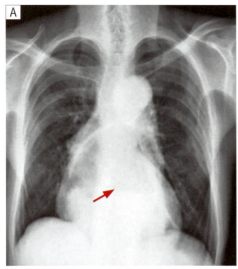

X線写真正面像。大きな陰影がみられる（➡）。
図3 症例3

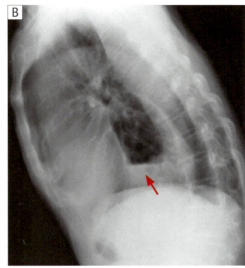

X線写真側面像。液体貯留＋空気像がみられる（➡）。

見であり，CT検査は回避できる。
- 肺癌の進展の速度は個人差があり，数年の経過が追える例もあれば，数カ月単位で死に至る例もある．X線写真で指摘された陰影についてどの段階でCT検査まで行うか判断が難しいことがある．検診で異常を指摘されても本人への通知が遅れて手遅れになったという報告も散見される．
- 症例4は検診時に肺門部の左右差が指摘され（図4A➡），すぐにCT検査が行われたが，既に縦隔に進展した進行肺癌（図4B➡）であった．このように，タイムリーに精査が行われたとしても，見つかった病変が進行肺癌であることはたびたび経験され，現状の肺癌検診の難しいところでもある．

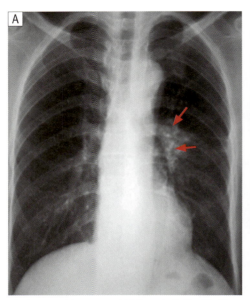
検診時のX線写真。肺門部の左右差が指摘された（➡）。

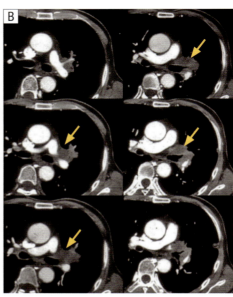
CT画像。縦隔に進展した進行肺癌（➡）。

図4 症例4

2 X線写真で見つけにくい肺癌の画像所見はCTでどんなふうにみえる？

- ここであらためてX線写真で肺癌を見落とさないためのポイントをふまえつつ，CT画像とX線写真との相関をみてみよう．

説明のつかない陰影は必ずCTを施行する

- 症例5はX線写真では，その左右差で線状陰影が指摘可能である（図5A➡）．他の肺野領域には同様の陰影は認めない．過去の写真がなく，この線状陰影の説明がX線写真のみではつかないという理由でCT検査が行われた．CT画像（図5B➡）では左上

葉に約2cm径の腫瘍が指摘され，左上葉が切除された．結果はリンパ節転移を認める肺腺癌（**図5C**）であった．

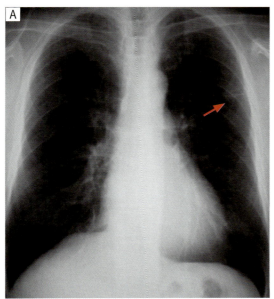

X線写真．左右差で線状陰影が指摘された（➡）．

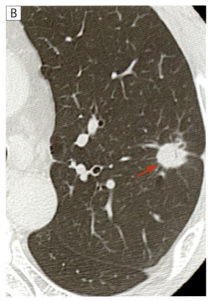

CT画像．左上葉に約2cm径の腫瘍が指摘された（➡）．

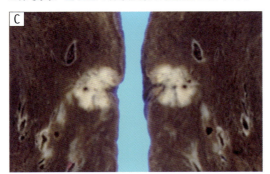

切除された肺腺癌の肉眼像．

図5 症例5

読影は左右を比べながら手順通りに行う

- 手順は前項でも述べたが，先に肋骨や椎体の骨胸郭の観察を行い，続いて縦隔〜心陰影，そして気管〜気管支，肺野の順で読影を行い，肺野は，肺尖（右➡左）➡中肺野・肺門（右➡左）➡下肺野（右➡左）➡横隔膜裏（右➡左）と，左右を比べながら読影するのが大切である．
- 症例6は，検診時のX線写真（**図6A**）で両側肺尖部の左右差が指摘され，CT検査が行われた．CT画像（**図6B**）では右S^6に末梢収束機転を有するすりガラス陰影（➡）

が見つかり，右下葉切除が行われた．結果はリンパ節転移を認めないⅠ期の肺腺癌例であった．この症例はもう一度X線写真を見直してみると，右気管支の中間気管支幹に一致して陰影が指摘できる（図6C➡）．順序よく左右を確認しながらX線写真を読影する重要性が再確認された症例であった．

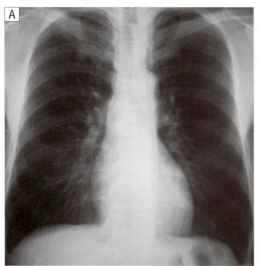

X線写真．両側肺尖部の左右差が指摘された．

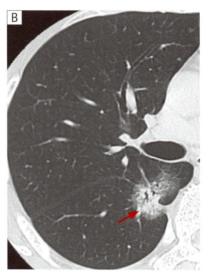

CT画像．右S^6に末梢収束機転を有するすりガラス陰影（➡）がみられる．

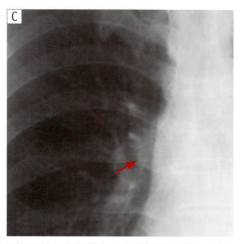

X線写真．右気管支の中間気管支幹に一致して，陰影が指摘できる（➡）．

図6 症例6

佐多将史，山田耕三

3章 肺癌を読影するための非癌病変の画像診断

06 一見肺癌にみえる非癌病変

POINT
- 一見肺癌にみえる非癌病変を画像のみによって確定診断することは難しい。
- 画像所見には悪性・良性のいずれにも認められるものが多いことを念頭に置き，1つの所見のみで診断しない。
- 病変の正確な存在部位を把握し，さらに周囲の既存構造の変化の有無を確認する。
- 経過や臨床症状も加味する。

1 結節陰影

- 肺癌との鑑別として日常臨床で最も遭遇するものとして器質化肺炎が挙げられる。限局性の孤立結節陰影を呈することが多い。陰影の吸収が著明に遅延した肺炎で，肺胞腔内や肺胞管内の滲出物が器質化された状態のため，画像上，陰影が長期にわたって残存する。
- 器質化肺炎による結節陰影の辺縁は小葉間隔壁で境されるなど，直線的になったり，あるいは内部に向かって陥凹することが特徴的である（**図1A，B**）。胸膜陥入像を呈することもある（**図1A〜C**）。
- 腺癌も円形の陰影を呈さず，器質化肺炎と鑑別を要する症例もある（**図1D**）。腺癌も小葉間隔壁で境されて辺縁が直線になることもあるが，外方への増殖により，通常は辺縁の外方へ膨らんだ進展部分が認められる。
- 胸膜陥入像で重要なことは，陥入面がCT断面と垂直であればCT画像上では鮮明な直線として描出されるが，水平方向に近いほど画像上ではすりガラス状の陰影となることであり，腺癌の先進部分との誤読は避けなければならない。
- 種々の感染症による結節陰影として，クリプトコッカス症を提示する（**図2**）。辺縁不整，胸膜陥入像を呈するなど，肺癌との鑑別が困難なことが少なくない。健常者に発症する場合は無症状で，検診で発見されることもある。胸膜直下や胸膜近傍に発症し，同一肺葉内に多発する傾向がある。
- **図3**に辺縁が不整，凹凸があり，背側にすりガラス陰影を呈する結節陰影として侵襲

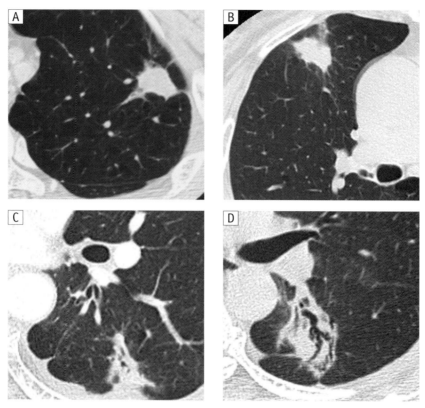

図1 器質化肺炎と腺癌のCT画像
A. 器質化肺炎。辺縁が明瞭に直線化し，内部に向かってやや凹となる。胸膜陥入像を呈する。
B. 器質化肺炎。辺縁は直線化し，胸膜陥入像を呈する。
C. 器質化肺炎。辺縁が内部に向かってやや凹となる。内部に気管支透亮像を認める。
D. 腺癌。辺縁が外方へ向かって膨らむ傾向がみられる。気管支透亮像も認められる。

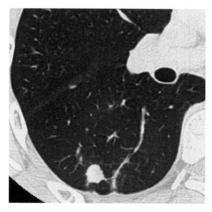

図2 クリプトコッカス症のCT画像
辺縁が明瞭でやや不整を呈し，近傍の胸膜面の限局的な不整肥厚像がある。結節周辺に過去の炎症性変化の存在を疑わせる。

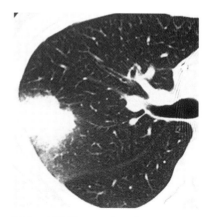

図3 侵襲性アスペルギルス症のCT画像
分葉状の辺縁が明瞭な結節で，背側優位にすりガラス陰影を呈する。すりガラス陰影は出血性梗塞に由来するとされる。

性アスペルギルス症を提示する．結節周囲のすりガラス陰影は出血性梗塞に由来し，この陰影が結節を取り巻くようにみられる場合をCT halo signと言う．このsignはアスペルギルス症だけで認められるのではなく，他の疾患でも出現することを念頭に置く必要がある．炎症による結節陰影周囲のすりガラス陰影は，その辺縁から正常肺野に移行する領域では，濃度が徐々に正常肺のものとなり不鮮明なことが多い．一方，腺癌では一般的にすりガラス陰影と正常肺野の領域は淡くても鮮明である．

- 多発結節を呈する敗血症性肺塞栓症を図4に提示する．本症では辺縁は必ずしも明瞭とはならず，結節の末梢が梗塞に陥ると典型例では楔状となる．中枢側に関与する血管が認められるfeeding vessel signを呈する場合もある．
- 結節影を呈する気管支閉鎖症を図5に示す．本症は胎生期に気管支が中枢気道と連続せず，遺残の気管支構造内の分泌物の貯留と，側副換気による肺気腫病変に起因する陰影を呈する．典型像は気管支分岐を示す形態で，陰影で内部の分泌物貯留による粘液栓子（mucoid impaction）を有し，好発部位は左上葉である．

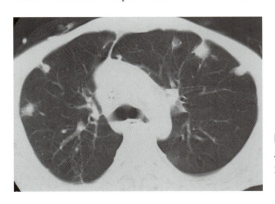

図4 敗血症性肺塞栓症のCT画像
個々の陰影は辺縁が明瞭であったり不明瞭であったりし，結節と胸壁の間にも帯状の陰影を有するものもある．

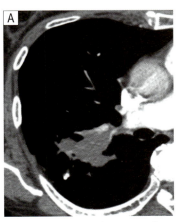 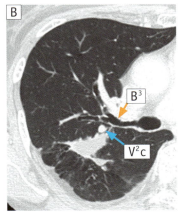 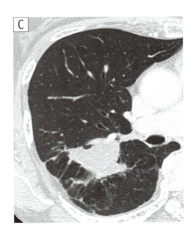

図5 気管支閉鎖症のCT画像
A．結節影は不整形で水の濃度を呈し，造影されるのは血管だけで内部は造影されない．
B，C．病変の末梢に非喫煙者の高齢女性にもかかわらず気腫病変を伴う．病変の中枢側，上葉内で認められる気管支はB^3（➡）で，その後方にS^{2}とS^{3}の間にある静脈，V^{2}c（➡）がみられる．しかしその背側にあるべきB^{2}が欠損している．

2 コンソリデーション

- コンソリデーションを呈する，日常頻繁に遭遇する陰影は肺炎によるものであろう。同じ肺炎でも背景となる肺野に肺気腫などの先行病変があれば，陰影が均一にならないことはよく経験される（図6）。
- 肺気腫病変を背景に，類似した腺癌と肺炎が，ともに肺の囊胞部分を避けて進展する例である（図7）。腺癌は小さい病変でも外方へ向かう丸みを帯びたような陰影になるが，肺炎では腺癌のようなごつごつとした印象は乏しい。

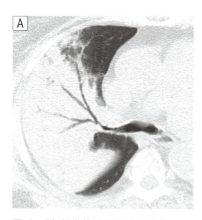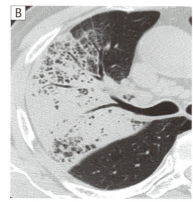

図6 肺炎球菌肺炎のCT画像
A. 右上葉内に広範なコンソリデーションと，内部に気管支透亮像を認める。
B. 肺気腫による囊胞部分にコンソリデーションが及ばなければ小円形の透亮像が認められる。

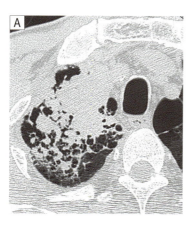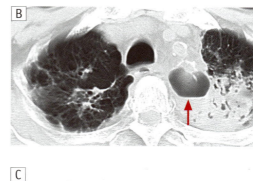

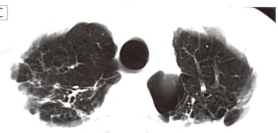

図7 腺癌と肺炎のCT画像
A. 腺癌。気腫病変の間に存在する陰影の辺縁は丸みを帯び，ごつごつした像となる。
B. 肺炎。気腫病変の間の陰影は比較的均一で，大きい囊胞内には液面形成（➡）も認められる。
C. Bの治療後である。

- 肺炎と類似した疾患にリンパ腫も挙げられる。コンソリデーションなど画像のみでは肺炎との鑑別は困難な場合もある。**図8**はMALT（mucosa-associated lymphoid tissue）リンパ腫である。経過による進行速度や臨床症状の有無の確認も必要となる。
- 画像上，気管支や血管など本来の構造，いわゆる既存構造の変化も注意する必要がある。**図9**は気管支内に分泌物貯留による粘液栓子を呈するアレルギー性気管支肺アスペルギルス症（allergic bronchopulmonary aspergillosis；ABPA）である。中枢気道に菌糸など分泌物の貯留により気管支の拡張を呈する。臨床症状として喘息様発作が特徴である。
- 一方，**図9**と同様の陰影であるが**図10**は扁平上皮癌による粘液栓子である。これは気管支の中枢側の癌病変により気管支狭窄が生じ，末梢の分泌物の排出が阻害されるためである。中枢気管支の狭窄や閉塞ではその末梢に閉塞性肺炎が生ずることも多い。本例では経過により左下葉無気肺に進展した。画像読影ではコンソリデーションをみた場合，肺炎なのか，あるいは閉塞性肺炎なのかの確認や，肺野のみならず気管支の変化の読影が必須である。
- 左下葉無気肺として中枢気管支の閉塞がない，炎症による例を**図11**に提示する。本例ではX線写真でも基本的な構造に注目すれば，左下葉無気肺と容易に診断できる。

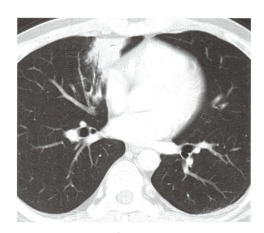

図8 MALTリンパ腫のCT画像
中葉のコンソリデーションで，気管支透亮像を認める。臨床症状はなく，3年間の経過観察で徐々に進行した。

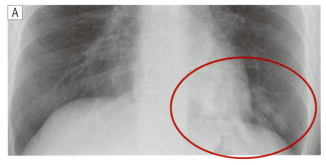
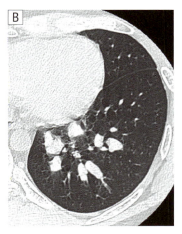

図9 アレルギー性気管支肺アスペルギルス症（ABPA）
A. X線写真では，左下肺野に多数の棍棒状の陰影が尾側へ向かって広がるように分布している（赤丸内）。
B. 拡張した気管支内の粘液栓子の存在により，CT画像では頭尾側の走行する気管支の横断像が多発結節陰影様に認められる。

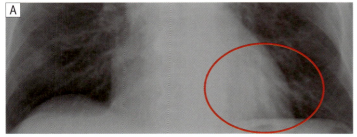
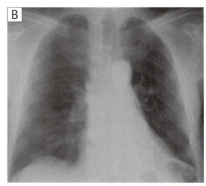
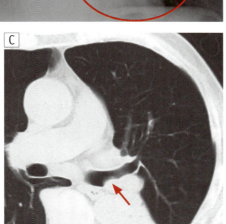

図10 扁平上皮癌による粘液栓子

A. 図9と同様に，X線写真では左下肺野（赤丸内）に粘液栓子の存在を認める。
B. Aの半年後，X線写真では左下葉の完全無気肺を呈している。
C. Bと同時期のCT画像では，下葉気管支から突出する隆起像（➡）を認め，下葉が無気肺となり，上葉の過膨張がみられる。

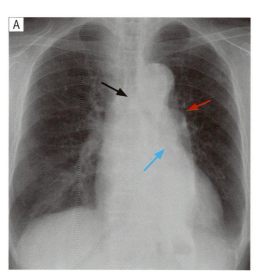
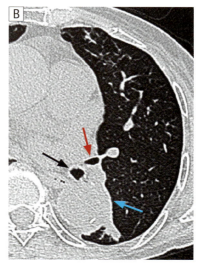

図11 炎症性変化による左下葉無気肺

A. X線写真では一見，下行大動脈に類似し，辺縁が不連続で段差（➡）がある。気管分岐角度で左の角度が小さく（➡），左主気管支の下垂がみられる。左下葉気管支の分岐部（➡）以下の末梢の血管や気管支の構造がまったく認められない。左肺野の血管影が対側に比較して少ない。左下葉の無気肺として認識できる。下行大動脈に類似した辺縁の段差（➡）以下は上葉と下葉との葉間を表す。
B. CT画像では左下葉気管支の中枢側は開存している（➡）。隣接するように上葉の舌区気管支（➡）がみられ，上葉と下葉との葉間（➡）と大動脈の間に左下葉の無気肺が認められる。

3 先行病変

- 肺気腫や間質性肺炎など，囊胞を呈する先行病変がある場合，肺癌であっても発生早期であるほど典型的な画像を呈さないことが多い．囊胞の壁など，線状影や索状影の読影には，癌など他疾患の合併の有無に注意が必要である（図12）。

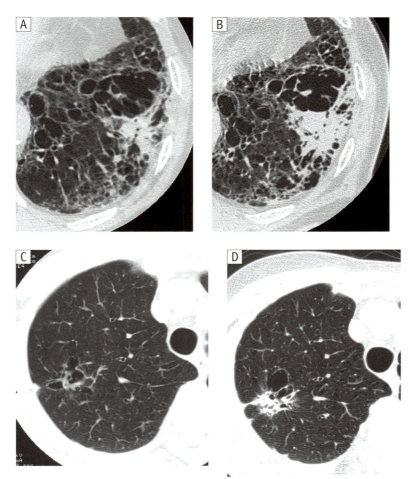

図12 先行病変に合併した肺癌のCT画像
A. 肺気腫と間質性肺炎とに合併した扁平上皮癌。
B. Aの8カ月後。
C. 肺気腫に合併した腺癌。
D. Cの3年後。

佐藤　功

07 非癌病変に特有なサイン，典型的な画像

POINT
- 非癌病変のみにみられるサインはない，と言っても過言ではない。
- 病変と既存構造の関係を把握する際は，小葉構造との対比まで考慮することが重要である。
- 目につく大きい病変だけでなく，周囲の肺の変化の有無にも注意する。
- 病変の進展様式を考える。

1 石灰化

- 石灰化を含む陰影は通常は良性と言われる。陳旧性肉芽腫の典型例では結節のほぼ中心に粗大な石灰化が認められる（図1）。
- 良性腫瘍で最も多い過誤腫ではポップコーン状の石灰化が有名である（図2）。しかし石灰化を有さない過誤腫が多い。脂肪成分を含んだり，周囲の血管，気管支を引き込むことなく圧排する。

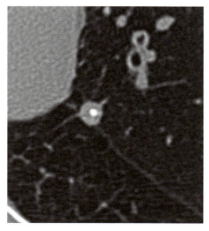

図1　陳旧性肉芽腫のCT画像
結節影の中心に比較的粗大な石灰化がみられ，良性パターンである。

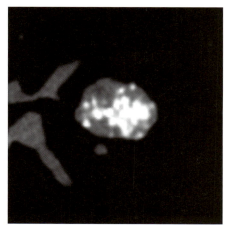

図2　過誤腫のCT画像
内部にポップコーン状の石灰化を認める。

- 石灰化を有する悪性病変を提示する（図3）。肺癌が石灰化を有する症例や，先行して存在する石灰化を肺癌が取り込んで増殖する場合もある。他臓器癌からの転移巣に石灰化を生ずるものもある。石灰化の悪性パターンには偏心性，点状，びまん性などがある。

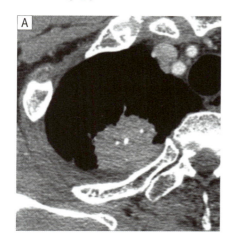
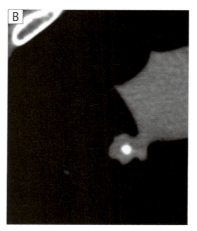
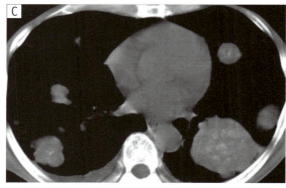

図3　悪性病変に含まれる石灰化陰影のCT画像
A．扁平上皮癌。
B．骨肉腫肺転移。
C．大腸癌肺転移。

2　小葉構造との関連

- 小病変やびまん性陰影の読影には小葉構造の理解が必要である。小葉は大きさが1cmで静脈から連続する小葉間隔壁に境され，その中心を細気管支と動脈が伴走する（図4[1]）。1つの小葉内に，終末細気管支に支配される細葉が3〜5個ある。これらの領域に存在する病変はTS-CTで把握することが可能である。
- 終末細気管支から呼吸細気管支に分岐する領域は，細葉中心とも，立体的な小葉をCT断面方向に描出する場合に小葉の中心とも近いことから小葉中心とも言われる。吸入された空気がこの領域で停滞することで病巣を形成することから，小葉中心性陰影とも称される。数mmの病変は小葉中心であるため，小葉の辺縁である小葉間隔壁や胸壁とは一定の距離を有する（図5[1]）。

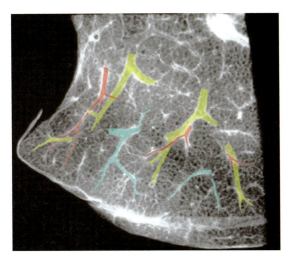

図4 小葉構造
静脈（青色）から連続する小葉間隔壁で囲まれた領域が小葉で，その内部を細気管支（黄色）と動脈（赤色）が伴走する。

（文献1より引用）

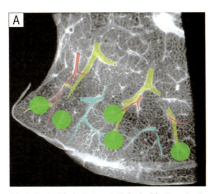

終末細気管支から呼吸細気管支へと分岐する領域を小葉中心と言う（●）。

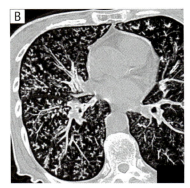

びまん性汎細気管支炎のCT画像。

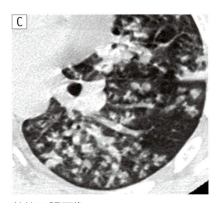

結核のCT画像。

図5 小葉中心性陰影

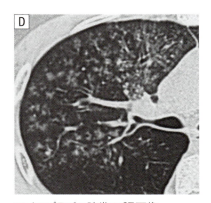

マイコプラズマ肺炎のCT画像。

（Aは文献1より引用）

- 小葉中心性の陰影に加えて細気管支内の粘液充填像を併せて，木の芽が出るような像と類似することからtree-in-budとも称される（図6）。
- 浸潤性粘液性腺癌の主病巣周囲の小陰影が，経気道性転移を生ずることも少なくないため，小葉中心性の分布を呈する（図7）。
- 肺胞内を肺の実質と言い，肺胞と肺胞の間の隔壁，すなわち肺胞隔壁（胞隔）を間質と言う。一方で血管，気管支周囲や小葉間隔壁をも含み，胞隔を除いた間質をいわゆる広義間質とも称する。正常であればこれらの間質は切除標本でも肉眼では認識できない。これら間質内にはリンパ路や気管支動静脈などの循環系組織が含まれるため，そこに異常が生ずれば太くなることによりCTでの認識が可能となる（図8 [1]）。
- リンパ路を障害する良性疾患の代表例にサルコイドーシスがある（図9 [1]）。肉芽がリンパ路を進展することで血管や気管支が太くなったり，粒状影が血管や気管支の周囲に接した形で描出される。肺野型サルコイドーシスも一見すりガラス陰影に類似するが，濃い微細な粒状影の集合にみえ，血管や気管支周囲にも粒状影が接して認められる（図10）。
- 図11は10代後半の女性の急性好酸球性肺炎である。非感染性炎症により小葉間隔壁，気管支や血管などの間質の肥厚に加え，胞隔の変化や肺胞内の実質の変化も生じている。本症は初めての喫煙で発症することが多く，若年者でも喫煙歴の聴取が必要である。
- リンパ路を障害する悪性疾患には癌，リンパ腫などが挙げられる。図12は胃癌からの癌性リンパ管症で，小葉間隔壁の肥厚や血管，気管支周囲間質の肥厚がみられる。

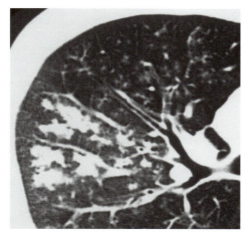

図6 結核のCT画像でみられるtree-in-bud
小葉中心性陰影と細気管支内の粘液充填による変化である。

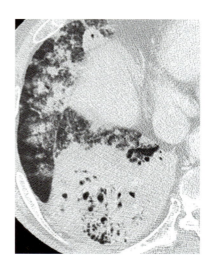

図7 浸潤性粘液性腺癌のCT画像
主病巣周囲の小陰影は経気道散布による転移巣である。

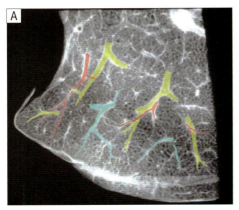
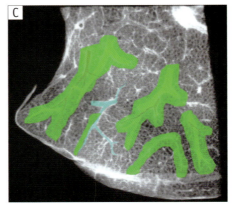

A 正常であれば肺の肉眼像や標本X線写真では血管や気管支周囲の間質は認識できない。

C 血管や気管支周囲の間質が肥厚した状態を表す。

B Aをあたかも棒状のビスケット菓子の周囲にチョコレートを塗布した状態と想起した場合、チョコレート部分が間質に相当する。着色がなされているので認識が可能である。

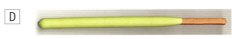
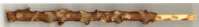

D 中心の血管や気管支に相当するビスケット菓子はBと同様であるが、間質がほぼ均一に肥厚したり、凸凹に肥厚した状態を表す。

図8 血管，気管支周囲間質のモデル

（A，B上，C，D左下図は文献1より引用）

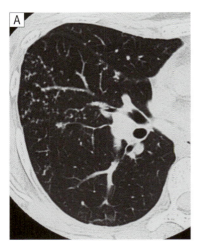
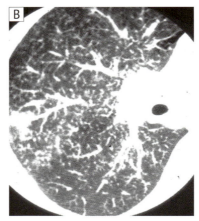

A 末梢の血管影に粒状影が乗ったように分布する。

B Aよりさらに血管や気管支周囲の凹凸ある肥厚が目立つ症例である。

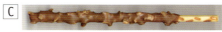
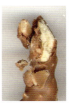

C チョコレート部分が凹凸のビスケット菓子に類似する。

図9 サルコイドーシス
（A，B，C左図は文献1より引用）

36 3章 肺癌を読影するための非癌病変の画像診断

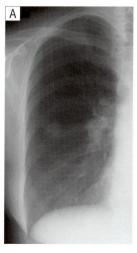 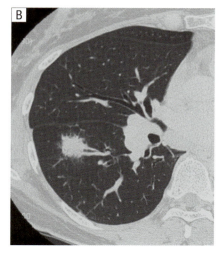 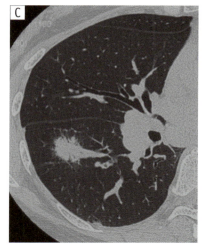 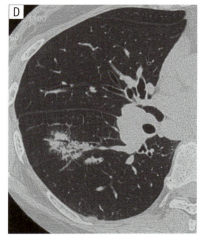

図10　サルコイドーシス
A. X線写真では右中肺野の結節影を認める。
B. Aと同時期のCT画像で，辺縁が不整を呈する。
C. Bから2週間後で，Bで認められた結節の中枢側における二股の血管影の間が埋まり，進行が速いことがわかる。
D. Cと近接するような断面では血管周囲が粒状影で修飾され，さらには結節影周辺の陰影も粒状影の集合像として認識できる。図9と同じ状態が類推される。

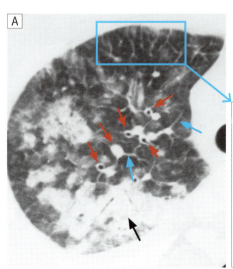 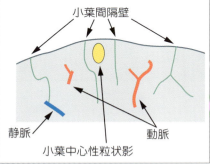

小葉間隔壁が肥厚し顕在化している（青色四角，➡）。血管，気管支周囲間質の肥厚もあり，特に気管支壁肥厚像は「ちくわ」の断面に類似している（➡）。また広範囲のコンソリデーション（➡）とその周囲の肺胞隔壁の肥厚によるすりガラス陰影も認められる。

B　血管や気管支周囲間質の肥厚は平滑で，チョコレート部分が均一に厚いビスケット菓子に類似する。

図11　急性好酸球性肺炎

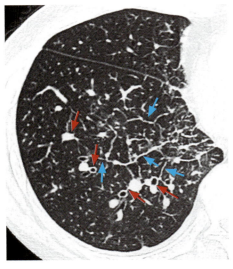

図12 癌性リンパ管症（原発は胃癌）のCT画像
小葉間隔壁の肥厚（➡）が著明で，「亀の甲」様の文様を呈する。血管，気管支周囲間質の肥厚（➡）も認められる。これらの部分は図11と類似する。

- 小葉構造との関係からみてびまん性陰影がまったくバラバラに存在する，いわゆるランダムパターンがある。小葉中心部分だけでなく，理解しやすいのは小葉の辺縁である太い血管や気管支，胸壁などに接して存在することである。肺動脈から流入することからこのようなパターンを呈する。良性疾患の代表例は粟粒結核（図13[1]），一方，悪性疾患の代表例は癌の転移症例である（図14）。

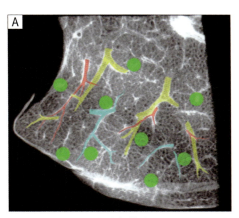

小葉構造からみると血行散布陰影は小葉中心部分だけでなくランダムに分布する。明瞭に認識できる血管や小葉間隔壁，胸膜面に接する陰影が特徴的である。

図13 粟粒結核
（Aは文献1より引用）

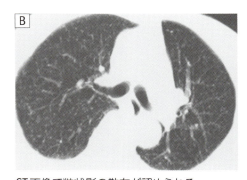

CT画像で粒状影の散布が認められる。

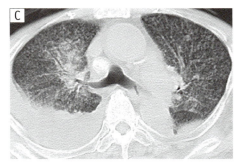

CT画像ではBよりもさらに密な粒状影の分布で，一部コンソリデーション様の陰影も呈する。胸水も認められる。

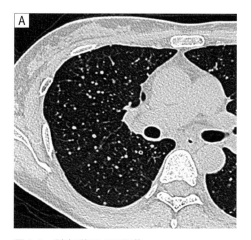
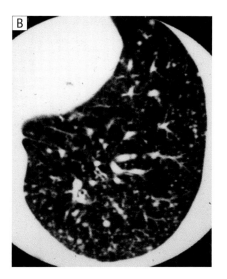

図14 肺転移のCT画像
A. 肺癌の肺内転移。
B. 甲状腺癌からの肺転移。

文 献

1) 佐藤　功：病理像との対比と参考症例に学ぶ胸部の画像診断 1. 肺. 第1版. 芦澤和人, 編. ベクトルコア, 2011, p2-10.

　　　　　　　　　　　　　　　　　　　　　　　　　　　　　　　　　　　　　　　佐藤　功

4章 肺癌のCT診断──良性，悪性の鑑別

08 CT画像診断の悪性サイン，良性サイン

POINT

▶ CT画像での各辺縁所見を検討し，血管収束像，胸膜陥入像，結節の形状（類円形，不整形）などから良悪性を判断する。悪性腫瘍にしばしばみられるこれらの所見を落とすことなく拾い上げて読影する。

▶ 小葉内では悪性腫瘍の場合と炎症の場合で病変の進展形式は異なり，それをCT画像で読影する必要がある。また悪性病変もその成り立ちは様々であり，異なる所見を呈することがある。

▶ 現在みられる所見が病理学的にどのような成り立ちで起こるのかを考えることが読影する際の鍵となる。

1 CT画像での各辺縁所見の解析

■ 肺癌はCT画像で様々な特徴的所見を認めることが広く知られている。

■ 肺癌の画像診断としては，『EBMの手法による肺癌診療ガイドライン2016年版』で胸部X線写真とCTとがグレードAとして推奨されている。さらに質的画像診断において，高分解能CT（TS-CT）では病理像に対応した特徴的な所見がみられ，TS-CTを加えることで，肺腫瘤性病変の良悪性鑑別に有用な情報を得られる場合があると，グレードBで推奨されている。本稿では，いくつかの肺癌に特徴的な所見を解説する。

腫瘍径のみでなく境界や辺縁の性状を加味した読影診断の重要性

■ 以前より腫瘍径が増大すればするほど悪性病変の割合が高くなると報告されているが（**表1**）[1]，それのみで良悪性の診断を行うことは困難である。腫瘍径のみでなく，陰影の境界や辺縁の性状を加味して読影診断を行う必要がある。

■ 境界明瞭で辺縁が平滑な結節は多くの場合良性の腫瘍であることが多く，過誤腫，硬化性血管腫などがよくみられるが，悪性度の低い腫瘍としてカルチノイドも認められる（**図1**）[1,2]。

40 **4章** 肺癌のCT診断──良性，悪性の鑑別

表1 腫瘍径による末梢小型陰影の良悪性鑑別

腫瘍径（cm）	悪性度（$n=634$）
0.5〜1.0	28%
1.1〜1.5	44%
1.6〜2.0	51%
2.1〜2.5	82%
2.6〜3.0	82%
>3.0	93%

（文献1より引用）

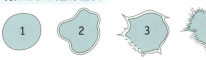

図1 境界および辺縁性状による末梢小型陰影の良悪性鑑別
（文献1より引用）

- 過誤腫の場合，ポップコーン状の石灰化や脂肪がみられることもあるが，そのような所見を認めない場合も多くあり，外科的生検による確定診断を要することもある。
- カルチノイドの場合，末梢気管支が腫瘍により閉塞をきたした例や，圧排を受けている例など，気管に沿った位置にみられることが多い。一方，辺縁が不整な結節の場合は悪性腫瘍が多いとされている。

肺癌に特徴的なCT画像所見

- 肺癌に特徴的な画像所見は，肺癌の成り立ちにより形づくられている（図2）[3]。

①肺胞虚脱線維化型

- たとえば血管収束像（vascular convergence）とは，結節に向かって周囲より血管の収束像を認める所見である（図3）。この所見は，肺癌細胞が肺胞を虚脱，線維化を起こすようにしながら増殖していく場合にみられる（図2A）。
- 病変が中心部に向かい瘢痕収縮しながら増大するため，周囲の構造物が病変中心部に向かって巻き込まれるような所見を呈するようになる。このため血管収束像だけでなく，胸膜から胸結節に向かい引き込み像を認める所見〔胸膜陥入像（pleural tag）〕もみられる。また周囲組織を収束させるために，その辺縁が棘状（spicula：スピキュラ）になる場合がある。
- 気管支動静脈や胸膜といった異なる臓器においても，その所見の成り立ちは同じであり，引き込み像により出現した画像所見である。これらの所見は，肺癌に特徴的と言われている（表2）[4]。
- 通常CTは水平断で読影されることが多いと思われるが，水平断では腫瘍と血管や気管支との関係はある程度確認可能であるが，腫瘍と葉間胸膜との関係は確認しづらい。葉間胸膜面に胸膜播種が認められる症例もあるため，可能であれば通常の水平断のみではなく，冠状断や矢状断も追加して読影を行う。それにより，血管の収束像を

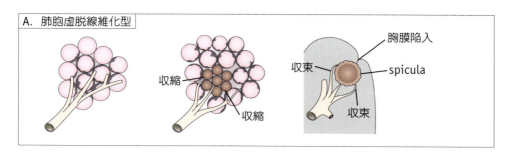

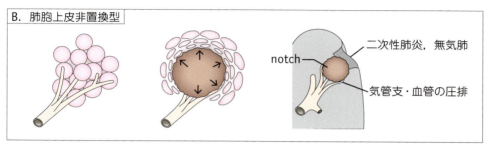

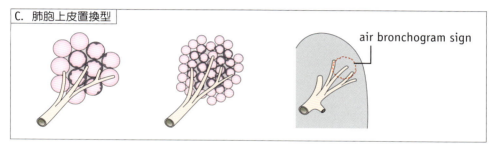

図2 末梢型肺癌の増殖進展形態からみたX線像

(文献3より引用)

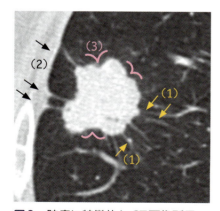

図3 肺癌に特徴的なCT画像所見
(1) 血管収束像
(2) 胸膜陥入像
(3) 分葉

表2 腫瘤性陰影のCT画像——形態学的な検討

		悪性病変 ($n=82$)	良性病変 ($n=11$)
平均腫瘤径		3.8cm*	2.5cm
辺縁の性状	境界明瞭	85%	82%
	凹凸不整	95%	64%
	スピキュラ	87%*	55%
	ノッチ	93%*	27%
	胸膜陥入像	58%	27%
内部構造	気管支透亮像	2%	0%

*$P<0.05$

(文献4より引用)

はじめとした病変と周囲の既存組織との関係を確認しやすくなる（図4）。

② 肺胞上皮非置換型

- 一方で，肺胞上皮を置換せず，圧排するように増大する場合もある（図2B）。このような場合は，気管支や血管をもともとの部位より外側へ押しやるように病変は増大する。病変は周囲組織に対して，先ほどとは逆の増殖の仕方をするために，結節辺縁が分葉（lobulation）と呼ばれる所見を得ることがある。この場合は血管・気管支は収束像をとるのではなく，逆に圧排像が認められることがある。また病変が直下に存在しても胸膜陥入像ではなく，逆に末梢の無気肺所見が得られることもある。

③ 肺胞上皮置換型

- 肺胞上皮置換性に肺癌細胞が増殖する症例の場合，肺胞上皮が腫瘍細胞に徐々に置換されていく（図2C）。このためCTスライス厚が5mm程度の画像検査では，肺胞が腫瘍細胞に置換された部分は非常に淡い所見が得られ，またその辺縁も肺胞上皮が肺癌細胞に置換された部分と肺胞上皮細胞が置換されていない正常部位との境界領域（すなわち病変辺縁）は，非常に不明瞭な所見となる。一方で，CTスライス厚が1mm程度のTS-CTでは，病変の大きさに対し十分な分解能が得られるため，その境界は明瞭な所見となる。

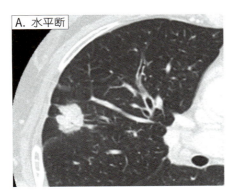
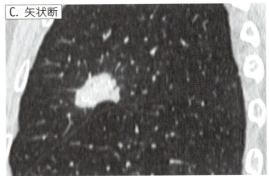
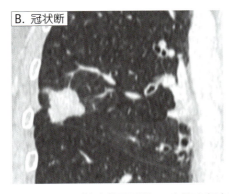
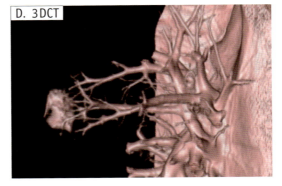

図4 結節の増殖進展形態──血管の収束像が認められた例

2 二次小葉に着目した病変の進展の解析，グラデーション現象とは？

- 肺癌が二次小葉内をどのように進展していくか，それこそが肺癌と炎症性疾患とを鑑別する重要な点となる。
- 上述したように肺癌の増殖形式は，①肺癌細胞が肺胞を虚脱，線維化させるように増殖する場合，②肺胞上皮を置換せず増殖する場合，③肺胞上皮を置換するように増殖する場合の3つに分類される（図2）。
- この中でも③の肺胞上皮を置換するように増殖する形式は肺腺癌でみられるが[5]，他の増殖形式に比べると周囲の既存組織に対する影響が非常に少なく，肺癌に特徴的と言える所見が取りづらい。このため肺結節において悪性を示唆する画像所見のうち，特にすりガラス陰影を呈する病変の辺縁性状の評価はTS-CTが必須となる。
- すりガラス陰影を呈する病変の辺縁性状の評価は，古くは古泉[6]，清水[7]らが悪性病変の場合は明瞭であることが多いと報告しており，その後もPark[8]らによっても同様の報告がされている。
- 肺胞上皮を置換するように増殖する肺癌と，炎症細胞が肺実質を浸潤する炎症性疾患の違いは，病理像の違いから説明される。Nakajimaらはすりガラス陰影主体の病理像を検討し，病理学的にbronchioloalveolar carcinomaより炎症性病変のほうが病変内部に含気を伴う部分が多いと報告している[9]。
- すりガラス陰影を伴う肺癌の病理像所見では正常部分と病変部分は明瞭に境界されている。
- 炎症性病変の場合，病変中心部は炎症細胞浸潤が著しかったが，辺縁に近い領域では炎症細胞浸潤が乏しくなっており，正常肺部分との境界が不明瞭になる傾向がみられた（図5）。すなわちCT値は二次小葉の中心部分に位置する細気管支周辺で一番高

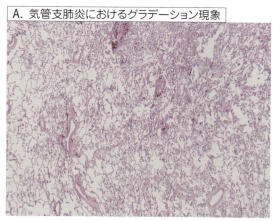

図5　小葉間隔壁の関与がない場合の進展形式の比較

く，辺縁に近づくにつれて連続的に減少した（グラデーション現象）。

■肺腺癌の場合は病変部の辺縁に対して連続的にCT値を計測したところ，CT値の傾きが炎症性疾患の場合に比べて急峻であった[10]。

■しかし，炎症性疾患でも病変の辺縁が鮮明になることがある。これは炎症が小葉間隔壁でいったんとどまっている状態である。既存構造により炎症の進行がとどまっている場合は病変の辺縁は明瞭になる。この場合の辺縁は先に述べたように鮮明になるが，小葉間隔壁で境界されているために辺縁は直線的になる。一方で肺癌の場合は周囲に広がるように増大していくために，辺縁は直線状でなく外側に凸になる。

3 多変量解析モデル，増殖進展形態

■肺癌と炎症性疾患とを鑑別する場合，これまでに様々な検討がされてきた。主な因子として画像所見では，腫瘍径，辺縁の性状として境界明瞭かどうか，凹凸不整，スピキュラ，ノッチ，胸膜陥入像の有無，内部構造として気管支透亮像，造影剤を使用した場合は内部構造の均一／不均一性などが検討されている。

■Zwirewichらによると，辺縁性状ではスピキュラと言われる棘のような所見や分葉状に切れ込みが認められた病変，内部構造では内部濃度が不均一な病変が悪性病変である可能性が高いとしている[4]。

■一方で複数の多変量解析モデルが検討されてきた。因子として年齢，喫煙歴なども含まれるが，腫瘍径，スピキュラの有無などにより検討されている[11,12]。

■また，良悪性を判断することが困難な場合は経過観察を行うこともある。経過観察とした場合，その腫瘍径によって観察期間が決められている。ただし，どのような病変の場合に経過観察中に増大しやすいかが検討されており，それによると，以下の各因子を検討し，血管収束像が認められた場合，腫瘍は増大しやすいと報告されている[10]。

初診時腫瘍径
血管収束像（有／無）
胸膜陥入像（有／無）
類円形／不整形
腫瘍内濃度（濃／淡）
腫瘍内濃度（均一／不均一）

■病変の収束傾向が強い場合は，病変が進展していても腫瘍径が増大しない可能性もあるので注意が必要であると思われるが，血管収束像は良悪性の判断のみでなく経過観察にも細心の注意が必要であることを示していると考えられることから，これらの因子を加えて良悪性の鑑別を行う，より適切な観察期間の設定が必要になると思われる。

文 献

1）Siegelman SS, et al：Radiology. 1986；160（2）：307－12.
2）Choromańska A, et al：Pol J Radiol. 2012；77（2）：22－34.
3）河野通雄：胸部単純X線検査　撮影法から読影まで. メジカルビュー社, 1996.
4）Zwirewich CV, et al：Radiology. 1991；179（2）：469－76.
5）Seki N, et al：J Thorac Oncol. 2008；3（5）：483－90.
6）古泉直也, 他：臨床放射線. 1996；41（5）：513－20.
7）清水邦彦, 他：臨床放射線. 1998；43（1）：9－18.
8）Park CM, et al：Eur Radiol. 2007；17（9）：2325－31.
9）Nakajima R, et al：J Comput Assist Tomogr. 2002；26（3）：323－9.
10）本田　健, 他：日がん検診断会誌. 2011；18（3）：270－5.
11）Ost D, et al：N Engl J Med. 2003；348（25）：2535－42.
12）Cummings SR, et al：Am Rev Respir Dis. 1986；134（3）：449－52.

―――― 本田　健，関　順彦

4章 肺癌のCT診断——良性，悪性の鑑別

09 CT画像の読影手順

POINT
- ▶ 見落としを防ぐために，常に同じ順番で読影を行う。
- ▶ 異常陰影を見落とすことなく確認し，臨床情報にまどわされず，専門性に偏ることなく，画像の隅から隅まで読影する。
- ▶ 異常陰影と診断したら，その陰影（画像）の特徴的な所見を拾い上げて，良悪性の検討を行い，その上で画像と病理学的に関連性を持った診断を行う。

1 systematic readingとは？

- systematic readingとは，1つひとつの画像所見を読み解いていき，偶然ではなく必然として，画像診断を行う読影方法である。
- 肺癌の典型的な画像を数多く読影していくと，その特徴をおぼえていくことで「なんとなく」ではあるが，良悪性の診断ができることがある。しかしそのような偶然性に頼った診断を続けていては，似たような画像以外は診断ができないだけでなく，似ているようだが違う所見を持つ陰影の場合，まったく診断ができないことになる。
- ここまで肺癌に特徴的な所見を確認してきたが，どのような順番で読影をすることで正しい診断にたどり着けるか，その読影方法の一例をsystematic readingとして紹介する。

2 どのような読影方法・手順が正確な診断につながるか？

病変の見落としを防ぐ読影方法・手順

- 診断の偶然性を極力排除し必然性をめざした系統解析による胸部X線写真の読影と比較して，胸部CTでは目的とする病変が明瞭に描出されるが，見落としをしないわけではない。かえって病変の見落としをすることもあり，これを防ぐためにはいくつか

のポイントを押さえた上で読影することが必要である。

■ とりわけ肺癌を疑っている場合は，肺野の腫瘍性病変や縦隔肺門リンパ節を確認することばかりに気を取られ，病変の見落としをする危険性が高くなる。この危険性を減らすよう，筆者らは以下の5点を肝に銘じて読影を行っている。

1. 自分なりの系統読影を行う
2. 関心度の低い領域から読影を開始する
3. 派手な陰影ほど他の部分に注意する
4. 先入観は禁物である
5. 可能な限り比較読影を行う

自分なりの系統読影を行う

■ 図1の②～④の読影ポイントをもらさないように順番を決める（後述）。画像読影の際にありがちなpitfallとして，「本来認められないはずの所見を探すことばかりに気を取られてしまう」ことが挙げられる。確かに存在しないはずの構造を認めた場合は病的所見と考えられるが，みえるはずの正常構造を確認しえない場合も病的所見である。このため，まず正常構造がみえるかどうか確認していくことに注意を払うことは，見落としを防ぐ重要なポイントである。

関心度の低い領域から読影を開始する

■ 関心度の低い領域から読影する場合も，すべての画像情報をもれなく確認するために，順番を決めて読影するとよい。あらかじめ順番を決めることにより，画像所見を見落としなく読影できるようになる。

派手な陰影ほど他の部分に注意する

■ 派手な陰影が一瞥して認められた場合，その陰影ばかりに目が行き，他の病変を見落とすことがある。そのような見落としをなくすためにも，意識的に他の部分に注意し読影する。

先入観は禁物である

■ 画像診断は先入観なく行うことが必要である。まずは臨床所見を参考にせず，画像所見のみから判断する。そして，次に臨床所見，症状も併せて画像診断を行う。

■ 臨床所見と画像所見が合わない場合，臨床所見は認められるが画像所見が得られない場合，画像所見は認められるものの臨床所見が得られない（無症候）場合など様々なケースがある。臨床症状から画像所見を得ようとすると無症候性の病変を見落とす危険性がある。

可能な限り比較読影を行う

■ 以前の画像を取り寄せ比較読影を行うことは良悪性の診断の一助になる。そして比較読影を行うことで病変の増大速度を推測することができる。

ルーチンの読影方法とその一例

- ルーチンの読影方法として，外側から内側に，胸壁側から縦隔へ，縦隔条件から肺野条件の順に読影するなどと，肺癌を診断する際に，肺野以外の関心の低くなりやすい部位から順々に読影していくことが重要である。
- 一例として挙げた順番を，図1でご覧頂きたい。

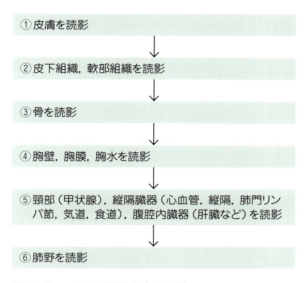

図1　ルーチンの読影方法の一例

- この中で肝臓は肺癌が転移しやすい臓器であり，肝転移の可能性を考えながら読影することが多いと思われるが，原発性肝癌やほかの良性疾患も鑑別に挙げる必要がある。さらに肺癌と同じく喫煙が発癌の危険因子に挙げられる食道癌に注意を払うことや，撮影範囲内に含まれる甲状腺，乳房といった臓器にも気を配りながら読影を行うことが必要である。
- ここまで読影して肺内に結節が認められた場合に初めて，肺癌も鑑別疾患の1つとして挙げることができる。結節の大きさ，境界の明瞭・不明瞭，辺縁の形状（整，棘状，分葉状など），周囲の気管・血管との関係を検討する。また，造影CTであった場合は単純CTの場合よりも内部性状の均一・不均一性も確認する。これらの所見より良悪性の鑑別を行う。

実際のCT画像を読影してみよう！

- 次項で典型的な肺癌症例を提示したが，本項目でも同様に肺内陰影の読影を図2の順番に従い進めていく。

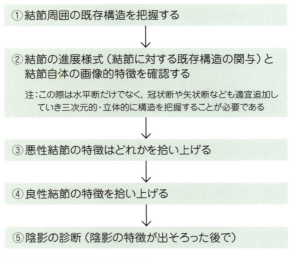

図2　肺内陰影の読影手順

- 実際の症例のCT画像（図3A）を読影してみよう。まずは，結節周囲の既存構造を把握する（図2①）。背景肺に，たとえば肺気腫が認められれば喫煙歴を想像するであろうし，胸膜石灰化や珪肺などがあれば石綿や粉塵曝露歴を想像し，そこから鑑別診断を進める助けとなる。
- 次に，陰影と既存構造の関係を確認する（図2②）。図3では血管収束・胸膜陥入を伴う所見が認められる。どのようなことが起こったために血管収束像・胸膜陥入像が出現しているのか，CTでの陰影から病理学的にどのような所見が確認されるのかを類推する。
- 境界が不整な部分（図2③），整な部分（図2④）も認められ，辺縁に棘状の部位（図2③）も認められている。そのほか，すりガラス陰影を認める部分も存在するが，肺胞上皮置換型の肺癌の部分（図2④）なのか，それとも炎症の一部分（図2④）なのか様々に考えられる。これらの所見を合わせることで⑤の診断につなげる。
- 「⑤陰影の診断」にたどり着くには，この陰影には何が起きているのかを推測しながら読影を進める。CT画像（図3A），さらに病変部の拡大像（図3B）から各画像所見がどういう病理学的所見を反映しているのかを思考し，ルーペ像（HE染色）（図3C）をみる。その上で，それらの所見が同時に存在する病態を考えることで診断に至るわ

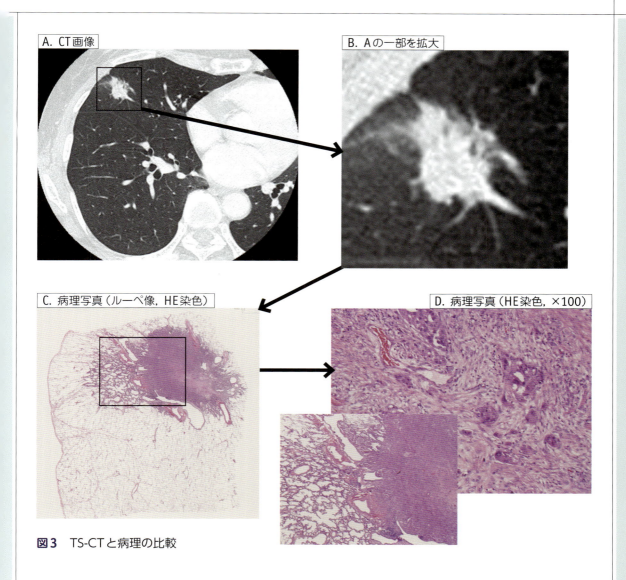

図3 TS-CTと病理の比較

けである。さらには腫瘍細胞の浸潤（図3D）の有無の可能性を検討すれば，より正確な診断にたどり着ける。
- 本症例の場合，血管収束像・胸膜陥入像を伴う所見から収束機転が働いていること，すりガラス陰影が病変の一部に認められる点が最大のポイントである。これらすべての所見を肺癌に特徴的な所見と判断し原発性肺腺癌と診断するか，血管収束像・胸膜陥入像を肺癌に特徴的な所見と考えるか，一方ですりガラス陰影を肺炎の一部と診断した場合は，肺癌と肺炎の合併症例や，炎症によって収束機転が働いた肺炎と考えることになると思われる。
- いくつかの鑑別診断のうち，図2の①から③が最も矛盾なく，CT画像と病理組織，臨床情報を結びつけることができる疾患を最終診断とする。

■このように画像と病理組織像を関連づける読影を続けていくことで，偶然性に満ちた画像診断から，論理的で必然性に満ちた診断ができるようになる。そして，この読影方法を日々続けていくことにより，陰影をみた瞬間，瞬時に鑑別診断ができるようになる。

■胸部CTでは得られる画像のすべてを同じ順番で読影することが重要であり，それは異常陰影を見落とすことなく存在診断をする場合においても，質的な画像診断を行う場合においても同じである。

本田　健，関　順彦

4章 肺癌のCT診断——良性, 悪性の鑑別

10 CT画像でみる肺癌典型例

POINT
▶ 読影の際は, 陰影のみを注目するのではなく, 以下の5点に注意し系統的に読影する。
① 陰影周囲の既存構造の把握
② 陰影への既存構造の関与の把握
③ ①, ②を把握した上で悪性陰影を示唆する所見の確認
④ 良性陰影を示唆する所見の確認
⑤ 各所見が同時に存在する病態を順に検討

1 末梢発生の肺癌の典型例

■ 本稿では, 3症例を題材にsystematic readingによる読影手順および, CT画像所見のキーポイントの拾い方の実際を学んで頂きたい。
■ どのように所見を確認していくかについては図1の手順に従う。

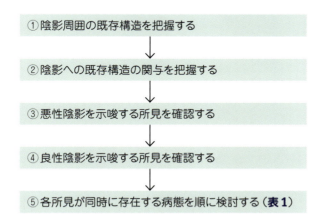

図1 CT画像の所見を確認する手順

症例1

■ まず図1の流れに沿って症例1について検討する(図2)。

①陰影周囲の既存構造の把握
- 背景肺は肺気腫や間質性肺炎，胸膜石灰化など特徴的な所見は認められない。

②陰影への既存構造の関与の把握
- 陰影と血管（気管支静脈）の関与は複数認められており，いずれも周囲より結節の中心部に向けて複数の血管が収束している［図2A(1)］。さらに胸膜陥入像も認められる［図2A(2)］。結節周囲に散布影は認められない。

③および④陰影の性状の確認
- 腫瘍径は19mmで，項目08で示したように悪性病変の可能性を念頭に置くべき数値

表1　systematic readingの勧め

non-systematic reading	陰影と既存構造の関わりを無視，陰影自体の印象のみで鑑別 ➡いつまで経っても偶然性に支配された読影
systematic reading	①陰影周囲の既存構造の把握 ②陰影への既存構造の関与の把握 ③悪性陰影を示唆する所見は？ ④良性陰影を示唆する所見は？ ⑤各所見が同時に存在してもよい病態は？ ➡必然性をめざした系統解析による読影

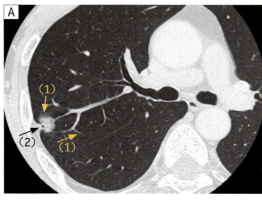

(1) 血管収束像
(2) 胸膜陥入像
(3) 腫瘍径
(4) 境界明瞭性
(5) 境界性状（整・不整）

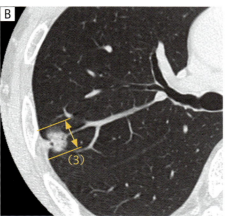
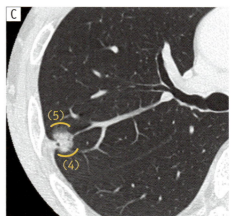

図2　症例1のCT画像

である。境界は多くの部分で明瞭であるが，一部不明瞭の部分が認められる[**図2C(4)**]。明瞭，不明瞭を2つに分類するような判断はしばしば困難であるが，本陰影は炎症細胞が浸潤している病態よりも陰影濃度が高くなっていると判断した。そのほか，辺縁は棘状や分葉状といった所見には乏しい[**図2C(5)**]。

⑤各所見が同時に存在する病態を順に検討

- これらの所見をまとめると（**表2**），症例1の陰影が悪性と考える点としては，**(1)**，**(2)**，**(4)**が挙げられる[1]。**(1)**，**(2)**は病変中心部が収縮するように進展するため周囲の血管や胸膜などの既存組織が収束していることによる所見と考えられる。**図2B(3)**および**(5)**は悪性も良性もともに検討することが必要である。**(4)**は肺胞上皮を置換する形態の肺癌が存在していると考えるか，炎症細胞浸潤によるものか判断が困難な所見である。ただし，陰影周囲は二次小葉に沿った直線状の所見を認めないことから，良性と判断しきれない所見でもある。

- これらの所見を併せ検討すると，良性よりも悪性を疑う所見が多く認められることから，悪性陰影であり原発性肺癌と判断した（**表3**）。実際に症例1は肺腺癌であった。

表2　症例1の読影のまとめ

A. 悪性陰影を示唆する所見	● 複数血管が病変中心部に向かい収束 ● 胸膜陥入像 ● 病変境界明瞭 ● 病変周囲の散布影を認めない
B. 悪性陰影・良性陰影でともに認められる所見	● 腫瘍径（19mm） ● 病変辺縁が一部不明瞭
C. 良性陰影を示唆する所見	● 積極的に良性と考える所見なし
A，B，C の所見を併せて検討した結果 ➡悪性陰影と判断	

表3　症例1のsystematic readingのまとめ

陰影への既存構造の関与	関与気管支の性状	肥厚・拡張なし
	関与静脈の有無 （区域性分布の有無）	あり
	胸膜陥入	あり
	散布巣	なし
陰影の性状	腫瘍径	1.6〜2.0mm （悪性度51%）
	辺縁の鮮明さ	鮮明
	スピキュラ	あり
	ノッチ・分葉	なし
	細気管支開存	あり
	石灰化	なし

① 陰影周囲の既存構造の把握
② 陰影への既存構造の関与の把握
③ 悪性陰影を示唆する所見は？
④ 良性陰影を示唆する所見は？
⑤ 各所見が同時に存在する病態は？

各所見のみでは悪性＞良性

診断：肺腺癌

症例2

- 症例1と同様に**図1**の流れに沿って症例2について検討する（**図3**）。

①陰影周囲の既存構造の把握

- 最初に陰影周囲の既存構造を確認していく。背景肺は肺気腫や間質性肺炎、胸膜石灰化など特徴的な所見は認められない。病変周囲の気管支が左肺に比べてわずかに拡張し気管支壁の肥厚している点が左右差として認められる〔**図3A（1）**〕。

②陰影への既存構造の関与の把握

- 陰影と血管（気管支静脈）の関与は複数認められているが、**図3**では確認しづらい。このようなときは複数の断面を確認するほかに、水平断以外に冠状断や矢状断での確認が有用である。
- 複数の断面を確認したところ、周囲より結節の中心部に向けて複数の血管が収束している像〔**図3A（2）**〕や、胸膜陥入像〔**図3C（3）**〕も認められた。結節周囲に散布影は認められない。

③および④陰影の性状の確認

- 腫瘍径は31 mmと**項目08**で示したように、悪性病変の可能性を考えるべき数値である〔**図3B（4）**〕。境界は多くの部分で明瞭であり〔**図3B（5）**〕、辺縁は一部棘状の部分

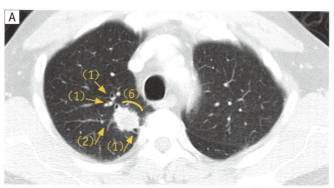

（1）気管支壁肥厚
（2）血管収束像
（3）胸膜陥入像
（4）腫瘍径
（5）境界明瞭性
（6）辺縁棘状
（7）辺縁分葉状

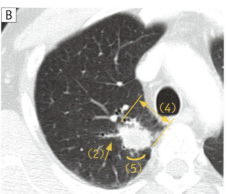
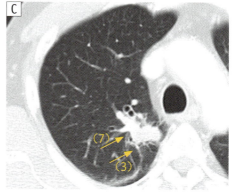

図3 症例2のCT画像

が認められる［**図3A（6）**］。また，分葉状の部分も認められる［**図3C（7）**］。

⑤各所見が同時に存在する病態を順に検討

- これらの所見をまとめると（**表4**），症例2の陰影が悪性であると考える点としては，**（2）**，**（3）**，**（4）**，**（6）**，**（7）** が挙げられる。**（2）**，**（3）** は病変中心部が収縮するように進展するため周囲の血管や胸膜などの既存組織が収束していることによる所見と考えられる。**（6）** は病変中心部より周囲組織を圧排するように肺胞上皮非置換性に増大している可能性を考える。

- **（1）** は様々な考察を加えることができる。気管支が目立つのは気管支内に炎症細胞浸潤が存在しているのか，腫瘍細胞が浸潤しているのか，早期の癌性リンパ管症の所見をみているのか判断に苦慮する。

- これらの所見を併せ検討すると，良性よりも悪性を疑う所見が多く認められることから，悪性陰影であり原発性肺癌と判断した（**表5**）。実際に症例2も肺腺癌であった。

表4 症例2の読影のまとめ

A. 悪性陰影を示唆する所見	・複数血管が病変中心部に向かい収束 ・胸膜陥入像 ・腫瘍径（31mm） ・辺縁が棘状，分葉状
B. 悪性陰影・良性陰影でともに認められる所見	・気管支壁肥厚 ・病変辺縁が一部不明瞭
C. 良性陰影を示唆する所見	・積極的に良性と考える所見なし

A，B，Cの所見を併せて検討した結果
➡悪性陰影と判断

表5 症例2のsystematic readingのまとめ

陰影への既存構造の関与	関与気管支の性状	肥厚・拡張あり
	関与静脈の有無（区域性分布の有無）	あり
	胸膜陥入	あり
	散布巣	なし
陰影の性状	腫瘍径	＞30mm（悪性度93%）
	辺縁の鮮明さ	鮮明
	スピキュラ	あり
	ノッチ・分葉	あり
	細気管支開存	あり
	石灰化	なし

①陰影周囲の既存構造の把握
②陰影への既存構造の関与の把握
③悪性陰影を示唆する所見は？
④良性陰影を示唆する所見は？
⑤各所見が同時に存在する病態は？

各所見のみでは悪性＞良性

診断：肺腺癌

症例3

- 症例1，2と同様に図1の流れに沿って症例3について検討する（図4）。

①陰影周囲の既存構造の把握
- 背景肺は肺気腫や間質性肺炎，胸膜石灰化など特徴的な所見は認められない。

②陰影への既存構造の関与の把握
- 病変と血管の関与は認められているが［図4A(1)］，一方で症例1のような収束機転は働いていないようにみえる血管も存在している［図4A(2)］。また胸膜陥入像は認められない。結節周囲に散布影は認められない。

③および④陰影の性状の確認
- 腫瘍径は16mmと，悪性も良性も考える必要のある数値である［図4A(3)］。辺縁は病変中心部に比べ全体的に淡い部分で占められており［図4B(4)］，境界が一部不明瞭にみえる部位もあるが比較的明瞭な部分が多い［図4B(5)］。

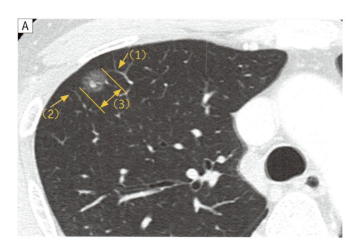

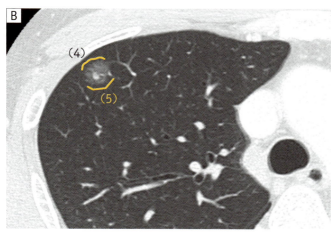

(1)，(2) 血管像
(3) 腫瘍径
(4) 辺縁は病変中心部に比べ全体的に淡い
(5) 境界が一部不明瞭にみえる部位もあるが比較的明瞭

図4 症例3のCT画像

⑤各所見が同時に存在する病態を順に検討

■これらの所見をまとめると（**表6**），症例3は小葉間隔壁で境界されていないにもかかわらず，境界明瞭で辺縁整なすりガラス陰影であり，肺胞上皮置換型の肺腺癌と診断した（**表7**）。実際に病理所見とも一致した。

表6 症例3の読影のまとめ

A. 悪性陰影を示唆する所見	●一部の血管が病変中心部に向かい収束 ●腫瘍径（16mm） ●病変境界一部不明瞭 ●辺縁が棘状，分葉状
B. 悪性陰影・良性陰影でともに認められる所見	●病変辺縁が一部不明瞭
C. 良性陰影を示唆する所見	●胸膜陥入像を認めない
A，B，Cの所見を併せて検討した結果 ➡悪性陰影と判断	

表7 症例3のsystematic readingのまとめ

陰影への既存構造の関与	関与気管支の性状	肥厚・拡張なし
	関与静脈の有無 （区域性分布の有無）	なし
	胸膜陥入	なし
	散布巣	なし
陰影の性状	腫瘍径	16〜20mm （悪性度51%）
	辺縁の鮮明さ	鮮明
	スピキュラ	なし
	ノッチ・分葉	なし
	細気管支開存	なし
	石灰化	なし

①陰影周囲の既存構造の把握
②陰影への既存構造の関与の把握
③悪性陰影を示唆する所見は？
④良性陰影を示唆する所見は？
⑤各所見が同時に存在する病態は？

各所見のみでは悪性＞良性

診断：肺腺癌

2 肺癌の典型例こそ注意深く読影を！

病変の見落としを防ぐ読影方法・手順

■本稿では典型的な肺癌として以下の3症例を挙げた。

症例1：肺癌細胞が肺胞の虚脱，線維化を起こすように増殖するために，既存組織である静脈が結節に向かって収束している点がポイントとなる肺癌。

症例2：肺癌細胞が周囲組織を圧排するように増大することでノッチ・分葉が認められ，収束機転が働いている肺腺癌の症例。

症例3：肺胞上皮置換型の肺腺癌症例。

■この3症例は肺腺癌に特徴的な陰影を示しているが，肺癌の読影に慣れた場合，陰影自体の印象で鑑別診断を行ってしまうことがある。しかしながら印象による偶然性に満ちた読影は，しばしば診断を間違える可能性がある。このため，読影所見を積み上げていき，診断につながるような読影をめざす必要がある。

文 献

1） Siegelman SS, et al：Radiology. 1986；160(2)：307-12.

— 本田 健，関 順彦

5章 すりガラス陰影を呈する病変の鑑別診断

11 pure GGN と mixed GGN

POINT

- すりガラス（濃度）陰影（ground glass opacity；GGO）は病理学的には，含気の部分を残した肺胞隔壁の肥厚や肺胞腔の滲出液による充満，あるいは部分的な虚脱に対応している。
- GGOを伴う腫瘍性のすりガラス結節（ground glass nodule；GGN）は，pure GGN と mixed GGN に大別される。
- pure GGN を呈する病変としては，①上皮内癌，②異型腺腫様過形成，③限局性炎症などがある。
- mixed GGN を呈する病変としては，①浸潤性腺癌，②限局性線維化巣，③転移性肺腫瘍（胃癌，乳癌，膵臓癌など），リンパ腫，サルコイドーシスなどのリンパ増殖性疾患などがある。

1 はじめに

- 胸部CTの普及により，肺内の小結節が発見される機会が増加している。
- 肺結節は，すりガラス陰影を伴わない充実型結節（solid nodule）と，すりガラス陰影を伴う結節（GGN）に大別される。ここではGGNについての解説を行う。

2 GGNの歴史と定義

- すりガラス結節（GGN）は，以前はGGOあるいはGGA（ground glass attenuation）と呼称されていた陰影である。GGOは，1996年にAustinらにより「thin-section CT（TS-CT）画像上で，肺血管・気管支辺縁を透見できる程度の肺野濃度の上昇」と定義された。病理学的には，含気の部分を残した肺胞隔壁の肥厚や肺胞腔の滲出液による充満，あるいは部分的な虚脱に対応している[1]。
- 炎症から腫瘍まで，多彩な病態がGGOを呈する。1990年代以降にTS-CTの普及と

小型肺腺癌の野口分類の普及により，肺腺癌のTS-CT画像所見の研究が盛んになり，GGOは，野口A・B・C型の肺腺癌が呈するCT画像所見として認知されるようになった。それに伴い，腫瘍性の結節を呈するGGOがGGNと呼称されるようになった[2]。

- GGNの明確な定義はないが，「TS-CT画像上で径30mm以下の肺血管・気管支辺縁を透見できるすりガラス濃度が主体の結節」と言える[3]。
- GGNは，すりガラス濃度のみからなるpure GGN，および内部に充実成分を伴うmixed GGNに分類される（図1）。以下に，TS-CT画像でpure GGNおよびmixed GGNの所見を呈する病態について述べる。

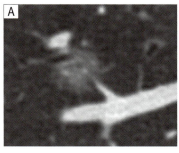
pure GGN。内部に充実成分を認めない。

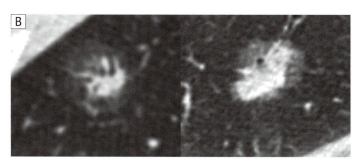
mixed GGN。内部に充実成分を認める。

図1 pure GGN，mixed GGN のTS-CT画像

3 pure GGNを呈する病変の典型例

- すりガラス濃度のみからなり，内部に充実成分を伴わないGGNがpure GGNである。以下，pure GGNを呈する代表的な病変について述べる。

上皮内腺癌（adenocarcinoma *in situ*；AIS）

- 2011年の肺癌の新WHO分類で定義された組織型である。AISの定義は「3cm以下の限局性腺癌で，既存の肺胞構造を置換して腫瘍細胞が比較的密に増殖する。置換型増殖のみを示し，間質浸潤，脈管浸潤，胸膜浸潤は示さない前浸潤性病変」である[4]。
- AISはTS-CT画像所見でpure GGNを呈することが多い。AISが呈するTS-CT画像所見は，①大きさが3cm以下，②類円形，③比較的均一なすりガラス濃度，④辺縁明瞭，⑤緩徐に増大する，という特徴がある（図2）。

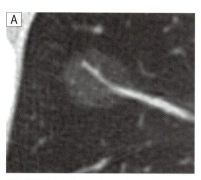 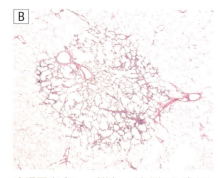

TS-CT画像。類円形の辺縁明瞭なpure GGN。静脈の関与を認める。

病理写真（ルーペ像）。腫瘍細胞が肺胞上皮を置換して増殖している。

図2 pure GGNを呈するAIS

異型腺腫様過形成（atypical adenomatous hyperplasia；AAH）

- AISと同様に前浸潤性病変である。病理学的には、「置換増殖する小型の限局した増殖性病変で、通常0.5cm以下である。軽度から中等度異型を有する肺胞上皮細胞が比較的疎に置換性に増殖している病変」と定義される[4]。
- AAHが呈するTS-CT画像所見は、①大きさが5～10mm程度、②類円形、③比較的均一なすりガラス濃度、④辺縁明瞭、⑤経時的に大きさが変化しない、という特徴がある（**図3**）。

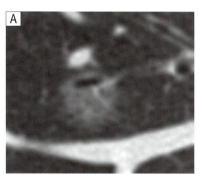 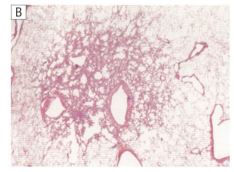

TS-CT画像。類円形の辺縁明瞭なpure GGN。気管支の関与を認める。

病理写真（ルーペ像）。異型肺胞上皮細胞が置換性に増殖している。

図3 pure GGNを呈するAAH

限局性肺炎（focal pneumonia）

- 限局性の肺炎がpure GGNを呈する場合がある。炎症細胞や滲出液により肺胞腔が不完全に充満するとこのような画像所見を呈する。
- 限局性肺炎が呈するTS-CT画像所見は、①大きさが3cm以下、②類円形～不整形、

③均一あるいは不均一な濃度上昇，④腫瘍性病変に比べ辺縁は不明瞭なことが多い，⑤経過で消退傾向を示す，という特徴がある（図4）。

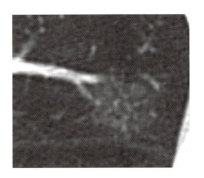

図4 pure GGNを呈するfocal pneumonia
TS-CT画像。類円形の辺縁不明瞭なpure GGN。経過で消失した。

4 mixed GGNを呈する病変の典型例

- すりガラス結節の内部に充実成分を伴うGGNがmixed GGNである。
- 以下，mixed GGNを呈する代表的な病変について述べる。

浸潤性腺癌（invasive adenocarcinoma）

- 腺癌の中でも，①微少浸潤性腺癌（minimally invasive adenocarcinoma；MIA），②置換型腺癌（lepidic adenocarcinoma）がmixed GGNを呈する。
- どちらも病理学的には，腫瘍細胞が肺胞壁に沿って増殖する像が優位の腺癌で，腫瘍内部に浸潤巣を伴う。浸潤部分が5mm以内のものを「微少浸潤性腺癌」，浸潤部分が5mmを超えるか，浸潤が5mm以下でも腫瘍全体径が3cmを超える場合は，「置換型腺癌」と定義されている[4]。
- 図5はMIAが呈するTS-CT画像所見である。①大きさが3cm以下，②類円形あるいは不整形，③不均一な濃度上昇あるいは内部にわずかな充実成分を有する，④辺

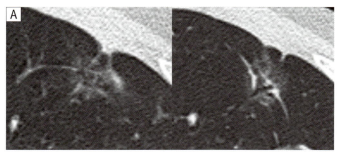

TS-CT画像。不整形で辺縁が一部不明瞭なmixed GGN。内部に充実成分を伴う。胸膜陥入および気管・血管の関与を認める。

図5 mixed GGNを呈するMIA

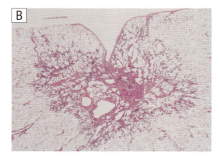

病理写真（ルーペ像）。腫瘍内部に虚脱線維化領域を認める。

縁が一部不明瞭の場合がある，⑤緩徐に増大する，などの特徴がある。
- 図6は置換型腺癌でみられたmixed GGNである。①大きさが3cm程度，②類円形あるいは不整形，③不均一な濃度上昇あるいは内部に明らかな充実成分を有する，④辺縁は明瞭なことが多い，⑤緩徐〜急速に増大する，などの特徴がある。
- mixed GGNでは，内部の充実成分は病理学的な浸潤領域や虚脱線維化領域に相当している。また充実成分の大きさや割合は，浸潤領域の大きさや割合と相関していることが報告されている[5]。

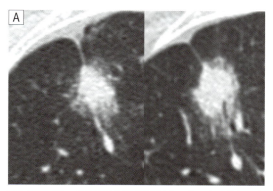

TS-CT画像。類円形の辺縁明瞭なmixed GGN。全体の50%以上を占める充実成分を伴う。胸膜陥入および気管・血管の関与を認める。

図6 mixed GGNを呈する置換型腺癌

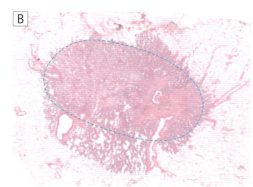

病理写真（ルーペ像）。腫瘍内部に50%以上を占める浸潤巣を認める（青丸内）。

限局性線維化巣（focal fibrosis）

- 限局的な器質化肺炎（organizing pneumonia）と同義である。病理学的には，肺胞壁に炎症性細胞の浸潤や線維化を認める[4]。
- TS-CT画像所見は，①大きさが3cm以下，②類円形から不整形，③均一から不均一な濃度上昇を呈し，内部に充実成分を伴う場合がある，④辺縁は不明瞭な場合が多い，⑤経過で不変な場合が多い，などの特徴がある（図7）。

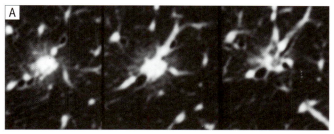

TS-CT画像。不整形で辺縁不明瞭なmixed GGN。内部に充実成分を伴う。

図7 mixed GGNを呈するfocal fibrosis

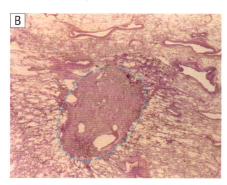

病理写真（ルーペ像）。内部に線維化領域を認める（青丸内）。

その他の病変

■ 転移性肺腫瘍（胃癌，乳癌，膵臓癌など），リンパ腫，サルコイドーシスなどのリンパ増殖性疾患が，mixed GGNの画像所見を呈する場合がある[3]。

文 献

1) Austin JH, et al：Radiology. 1996；200(2)：327-31.
2) Goo JM, et al：AJR Am J Roentgenol. 2011；196(3)：533-43.
3) 楠本昌彦：医学のあゆみ. 2012；240(13)：1087-91.
4) 肺癌取扱い規約. 第8版. 日本肺癌学会，編. 金原出版，2017, p82-90.
5) Saito H, et al：Lung Cancer. 2011；71(2)：137-43.

——————— 齋藤春洋

5章 すりガラス陰影を呈する病変の鑑別診断

12 GGN病変の鑑別と経過観察

POINT
- 癌性あるいは非癌性のGGNを鑑別するポイントは，①辺縁の明瞭さ，②周辺構造との関係，③濃度上昇の程度と充実成分の有無，④経時的な変化の有無である。
- 癌性のGGNにおいては，pure GGNは年単位で緩徐に増大する傾向がある。一方mixed GGNは月単位で急速に増大する場合がある。

1 TS-CT画像所見による癌性・非癌性のGGNの鑑別のポイント

- 各疾患のTS-CT画像所見については，前項に述べたような特徴がある。実臨床においては，しばしば癌性のGGNであるか，非癌性のGGNであるかの鑑別が必要となる。
- TS-CT画像所見による癌性あるいは非癌性のGGNの鑑別のポイントは4つ挙げられる。

---
① 辺縁の明瞭さ
② 周辺構造との関係
③ 濃度上昇の程度と充実成分の有無
④ 経時的な変化の有無

- 以下，各ポイントについて解説する[1]。

辺縁の明瞭さ

- 一般的に炎症では辺縁は不明瞭であり，腫瘍性病変では明瞭なことが多い。しかし，小葉単位で起こる炎症は小葉間隔壁で境されると辺縁が明瞭になる（**図1**）。
- また，癌性のGGNの場合も，腫瘍内部で収束が起こると境界不明瞭な辺縁が出現する。明瞭な辺縁と不明瞭な辺縁が混在していることも少なくなく，辺縁の読影には注意が必要である（☞5章11：図5）。

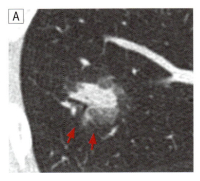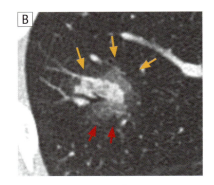

図1 mixed GGNを呈するfocal pneumoniaのTS-CT画像
A. 不整形で辺縁が一部不明瞭なmixed GGNを認める（➡）。
B. 小葉間隔壁や静脈で境されている箇所はすりガラス陰影の境界が明瞭に認められる（➡）。

周辺構造との関係

- 炎症は小葉単位で起こるため，小葉間を走行する静脈が病変の辺縁を走行することが特徴である。動脈と気管支は伴走し，炎症結節の内部へ入り込む所見を認める。
- 一方，腫瘍性病変は，複数の小葉にまたがり増大するために，複数の静脈の腫瘍への関与が特徴である。
- 胸膜陥入は，病変に収束機序が働くと出現する所見であり，炎症でも腫瘍性病変でも認められる。

濃度上昇の程度と充実成分の有無

- 異型腺腫様過形成（AAH）や上皮内腺癌（AIS）は淡い均一な濃度上昇が特徴である。微少浸潤性腺癌（MIA）では，内部に収束が起こるために，すりガラス濃度が濃くなったり，不均一な濃度上昇を呈するようになる（図2）。腫瘍内部に虚脱線維化領域や浸潤領域が出現すると，TS-CT画像上では充実成分として認められる（☞5章11：図5, 6）。

経時的な変化の有無

- 癌性のGGNと非癌性のGGNの鑑別において，経過観察は有用な手法である。急性の炎症では，数週間から1カ月単位で陰影は消退傾向を示す。
- AAH，focal fibrosisは経時的な画像変化は認めない。
- AIS，MIA，置換型腺癌では一般的に増大を認める。AISやMIAの腫瘍倍加時間は年単位と緩徐であることが多い。また，増大と同時に内部に収束の機序が働くと，一時的に腫瘍径が縮小したり，すりガラス濃度が濃くなることがある（図2）。
- 置換型腺癌のように内部に充実成分を伴うGGNは，月単位で急速に増大することがあるので，経過観察を行う場合は数カ月単位での注意深い経過観察が必要である（図3）。

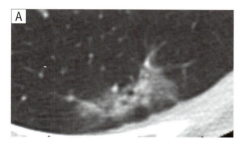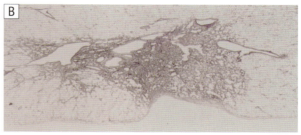

図2 不均一で濃いすりガラス陰影を呈するMIA
A. TS-CT画像。不整形で辺縁が一部不明瞭なmixed GGN。不均一なすりガラス濃度上昇を呈する。胸膜陥入および気管・血管の関与を認める。
B. 病理写真（ルーペ像）。腫瘍内部に虚脱線維化領域を認める。腫瘍内部が収束したため，形状が不整形で，境界が一部不明瞭になったと推測される。

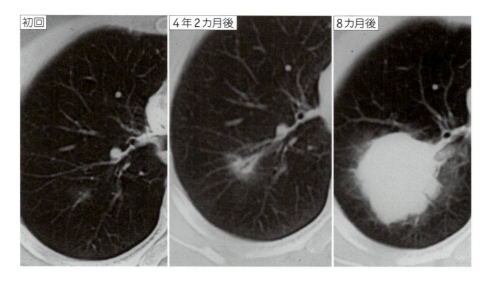

図3 内部に充実成分が出現した後に急速に増大したmixed GGNのTS-CT画像
初回はpure GGNである。約4年の経過で徐々に増大し，内部に充実成分が出現した。その8カ月後に急速に増大し，進行癌になった。

- 肺癌のGGNの経時的な変化については，これまで様々な報告がある。我々は，pure GGNの腫瘍倍加時間は年単位と緩徐であるが，内部に充実部分が出現すると増大速度が増し，月単位になる傾向があることを報告している[2]。
- GGNの適切な経過観察については，日本CT検診学会からCTによる経過観察のためのガイドライン[3]が提唱されている。それによると，pure GGNについては，「TS-CT画像上で結節の最大径が15mm以上のすりガラス結節は，3カ月後のTS-CTにて不変（ないし増大）の場合は確定診断を行う。結節の最大径が15mm未

満の場合は，TS-CTにて3カ月後，12カ月後，24カ月後と経過観察を行い，①2mm以上の増大あるいは濃度上昇の場合，確定診断を行う，②内部に充実成分が出現した場合でも最大径5mm以下の場合はさらに経過観察する余地はある，③24カ月後不変であってもさらに原則として年1回の経過観察CTは長期にわたって必要である」と記載されている[3]。

2 GGNのPET検査所見

■一般的にGGN病変は，PETでは淡い集積にとどまることが多く，PET検査はすりガラス成分の多いGGNの診断にはあまり有用ではないと考えられている。しかし，GGN内部の充実成分（組織学的には浸潤領域に相当する）が5mm以上になると，SUVmax値が2.15を超えてくることが報告されており，病理学的な浸潤領域の有無を推測する上で有用である可能性がある[4]。

文 献
1) 齋藤春洋：肺癌. 2008；48(4)：302-11.
2) Saito H, et al：J Comput Assist Tomogr. 2009；33(1)：42-8.
3) 日本CT検診学会：低線量CTによる肺がん検診の肺結節の判定基準と経過観察の考え方. 第5版. 2017.
4) Murakami S, et al：Eur J Radiol. 2012；81(8)：1891-5.

齋藤春洋

5章 すりガラス陰影を呈する病変の鑑別診断

13 特殊なGGN症例

POINT
- ▶ すりガラス陰影を伴うが，典型的な肺癌の画像所見を呈さず，炎症と誤認されやすい陰影がある。
- ▶ 炎症と誤認されやすいのは，①BLA型肺腺癌，②瘢痕様陰影，③浸潤性粘液性腺癌である。

1 炎症と誤認されやすい陰影

- TS-CT画像所見上，すりガラス陰影であるが，典型的な肺癌の画像所見を呈さずに炎症と誤認されやすい陰影がある。これらの画像所見を呈する腫瘍性病変の代表として，①BLA型肺腺癌，②瘢痕様陰影，③浸潤性粘液性腺癌がある。
- 以下，各々について解説する。

2 BLA (bubble-like appearance) 型肺腺癌

- BLA腺癌は，我々が2004年に報告した，陳旧性炎症性病変と判断されやすい腫瘍性病変である[1]。炎症性病変として比較的長期間にわたり経過が観察される傾向にある。
- BLA型肺腺癌のTS-CT画像所見は，①不整形で，②周囲にすりガラス陰影を有し，③内部に拡張した複数の気管支透亮像や，④著明な胸膜陥入を認めるという特徴を有する。
- 病理所見では，①腫瘍辺縁に肺胞置換性に増殖する腺癌細胞，②腫瘍内部に比較的広範囲な虚脱線維化領域，③複数の小気管支拡張所見，④著明な胸膜陥入所見，といった特徴を認め，TS-CT画像所見に相関している。
- BLA型肺腺癌は不整形の形状で緩徐に増大するために，画像所見およびその経過からは陳旧性炎症として比較的長期間経過観察される傾向があり，炎症との鑑別に注意が必要である (**図1**)[1, 2]。

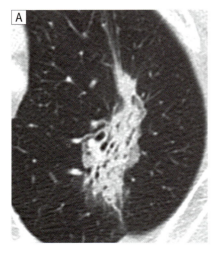
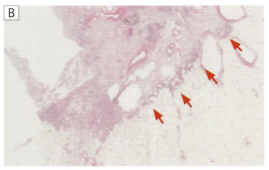

図1 BLA型肺腺癌
A. TS-CT画像。①不整形，②周囲にわずかなすりガラス陰影，③内部に拡張した複数の気管支透亮像，④著明な胸膜陥入所見を認める。
B. 病理写真（ルーペ像）。腫瘍内部に広範囲な虚脱線維化領域，周囲にわずかな置換増殖性腺癌を認める（➡）。

（文献2より引用）

3 瘢痕様陰影（scar-like lesion）

- 瘢痕様陰影は我々が2002年に提唱した画像所見で，初回発見時のCT画像が瘢痕様と判断されやすい陰影である[3]。
- 既存の背景肺に陳旧性炎症，気腫化，線維化などの変化があると，肺癌が典型的な画像所見を呈さずに瘢痕様にみえることがある。
- 図2は既存の気腫化がある症例である。腫瘍は結節として認められず，索状陰影の集合を呈しており，辺縁不明瞭なすりガラス陰影を伴う。一見，陳旧性炎症性陰影と判断されやすいが，実は肺腺癌である。既存肺に変化のある場合，腫瘍の形状がこのような瘢痕様陰影として認められることがあり，注意を要する[3]。

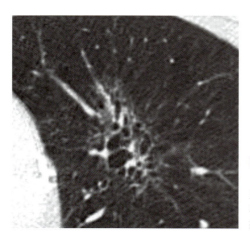

図2 瘢痕様陰影を呈する置換型腺癌のTS-CT画像
既存の気腫化がある。索状陰影と境界不明瞭なすりガラス陰影を認める。病理は置換型腺癌であった。

4 浸潤性粘液性腺癌（invasive mucinous adenocarcinoma）

- 浸潤性粘液性腺癌は，粘液を産生している肺腺癌である．粘液中に癌細胞が浮遊しており，吸引により周囲の気道・肺胞内に広がってゆく．粘液がすりガラス陰影として認められ，炎症性の陰影と判断されやすく，しばしば肺炎として治療されたり，経過を観察されることがある．
- 粘液は，気道を通じて小葉単位に広がる．小葉間隔壁で境界され，一見炎症にみえるが，気道を中心に楔状に広がる肺炎とは異なる分布であることに注意する（図3）[4]．

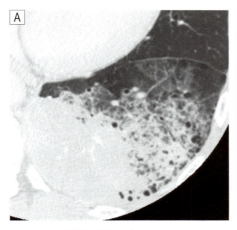 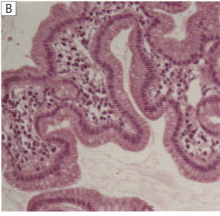

図3 浸潤性粘液性腺癌
A．TS-CT画像．すりガラス陰影は小葉間隔壁で境界され一見炎症にみえる．
B．病理写真．腫瘍の周囲に広がる粘液に相当する．

（Bは文献4より引用）

文献

1) 齋藤春洋：気管支学．2004；26(4)：346-51．
2) Kojima Y, et al：J Comput Assist Tomogr．2010；34(3)：413-7．
3) 齋藤春洋：肺癌．2002；42(6)：573-81．
4) Watanabe H, et al：Ann Thorac Surg．2015；99(3)：975-81．

―――― 齋藤春洋

14 気管・気管支の構造と画像への投影

POINT
- ▶ X線写真・CT画像から気管・気管支の形態・走行を読影する。
- ▶ 気道の連続性と肺葉・区域・亜区域の広がりを確認する。
- ▶ 胸部CT画像から気道を読むには，①気管支内腔，②気管支壁，③気道領域の末梢肺野所見の3つの視点が必要である。
- ▶ 多断面再構成（multi planar reconstruction；MPR）などの3次元画像は気管支解剖の分析と病態の理解に最適である。
- ▶ 気管支の立体的読影をX線写真へフィードバックすることで理解が深まる。

1 気管・気管支の構造と計測値[1]

- ■ 気管・気管支は体外から空気を取り入れる吸入管であり，体内から空気を排出する排気管でもある。常に外界の環境に開放されているため，異物や粒子・ガス・感染などの侵入経路でもある。本稿では，空気の出入りする管腔臓器という視点から呼吸器画像を読影するコツを述べる。
- ■ 気管・気管支は呼吸の維持のため，常に内腔が保たれるよう，以下のような構造をしている。
  - 気管には馬蹄形の軟骨が規則正しく配列している。
  - 軟骨輪は気管前方4/5～2/3周に位置し，16～20個存在する（軟骨輪部）。
  - 軟骨輪のない背側は内側に気管横筋・外側に縦線維層がある（膜様部）。
  - 肺外気管支は気管と同様に軟骨輪部（2/3～1/2周）と膜様部がある。
    ※縦隔内の気管支（主気管支・中間気管支幹・葉気管支，すなわち周囲に肺実質が存在しない気管支）を肺外気管支と呼ぶ。
  - 左主気管支は40～45mm（軟骨輪9～12個），右主気管支は15～25mm（軟骨輪6～8個）の長さがある。
  - 肺内気管支には小さな板状軟骨が飛び石状・不規則に全周性に配列している。
    ※区域気管支より末梢の肺実質内を走行する気管支を肺内気管支と呼ぶ。

■ わが国で報告されている一般的な解剖学的計測値を**表1**[2]に示す。胸郭・気道・肺実質は呼吸により動的に変化し，気管・気管支形態も動的に変化する（**表2**）[3]。

表1 気管・気管支の計測値と形状

長さ・形状	右主気管支	長さ15mm，分岐角度65度
	左主気管支	長さ41mm，分岐角度65度
	中間気管支幹	長さ23mm，横径13mm，前後径11mm，楕円形
	中間気管支幹〜区域支まで	楕円形
	より末梢の気管支	略円形
	小葉気管支径	0.5mm
	軟骨	亜区域支までは密，末梢では急激に疎
壁厚	気管　軟骨輪部	1.5mm
	気管　膜様部	0.5mm
	主軸気管支から上葉	1.0mm
	区域と中葉	0.8〜0.4mm
	亜区域	0.6〜0.2mm
小葉の数	右肺	約550個

（文献2をもとに作表）

表2 呼吸運動による気管支径の変動

	呼気	吸気
右主気管支	11〜18mm	14〜20mm
左主気管支	8〜15mm	10〜16mm
分岐角	100度（45度＋55度）	50度（20度＋30度）

（文献3より引用）

2 気道画像の歴史

■ 胸郭内構造を非侵襲的に読み解くことが胸部画像診断の目標である。気道の解析のために，現在まで様々な画像診断技術が開発されてきているので，その歴史を振り返りながら，胸部画像診断の役割を考えてみたい。

フィルム・スクリーン系

X線写真

■ 呼吸器画像の基本にして正道。呼気・吸気・斜位・側面・側臥位・仰臥位・AP・PA・肺尖撮影・肺底撮影・骨除去撮影など，様々な工夫がなされた。現在でも最も簡便に利用できる検査である。CR・FPDなどのデジタル化が進んでおり，様々な階調処理，経時差分などの画像処理が可能となっている。

14 気管・気管支の構造と画像への投影

X線透視

■ 簡便に動態と立体的位置関係が観察できる。呼吸・心拍動の観察や，体を回転させることで病変の位置を確認する際などに用いられる。

断層写真

■ 多列検出器型X線CT装置（multi detector row CT；MDCT）が普及するまで胸部精密検査として用いられた。複数の断層写真をトレースして，解剖構造を把握する手法が用いられた。わが国の臨床からほぼ姿を消したが，現在，デジタルトモシンセシスとして復活の兆しがある。

拡大写真

■ 焦点100μmの管球により3倍程度までの拡大撮影を行える。血管造影や気管支造影に用いられ，肺野の微細構造の解析に優れた解像力を有していた。

気管支造影・気管支肺胞造影

気管支造影

■ 気管支内に造影剤を注入して撮影することで気管支形態診断を行った。現在は，造影剤の製造中止と，気道の鋳型形状が3次元CTデータから簡便に取得できるようになったため行われなくなった。

肺胞造影

■ 拡大撮影による微細構造撮影が行われた。

気管支動態診断

■ 気管支造影，肺胞造影からの吸収過程・動態機能診断が行われた。これらの拡大撮影による機能撮影・肺胞撮影は魅力的な手法であったが，造影剤製造中止と手技の煩雑さのため行われなくなった。今のところ代替できる手法はない。

デジタル3次元系

X線CT

■ 胸部スクリーニングから精密検査まで，とりあえずオールマイティーに対応できる。分解能向上と高速撮影が可能となったことにより，広く普及した。さらに，コンピュータ処理技術の進歩により様々な画像化・定量化が可能になったことで，従来の胸部画像検査は次々とX線CTに置き換えられていった。近年では，呼吸動態撮影や超高精細化が実現している。

MRI

■ 水・脂肪・鉄成分など組織識別能力に優れている。縦隔や胸壁の描出に優れる。被曝がないため動態撮影にも用いられる。

核医学

- 換気シンチグラフィーと血流シンチグラフィーがある。エアロゾールの吸入など，他の検査で代替できない機能診断が行える。

その他

気管支内視鏡

- 細径化・高分解能化し，画像処理技術も進歩してきている。

気管支内腔超音波

- 気管・気管支内腔から，超音波プローブを用いて壁構造や壁外構造を画像化できる。

3 X線写真による気道の認識（図1）

- X線写真は空間分解能に優れた画像であり，そこにはすべての構造が投影されている。しかし，1枚の画像に立体的構造が重複して投影されているため，しばしば，構

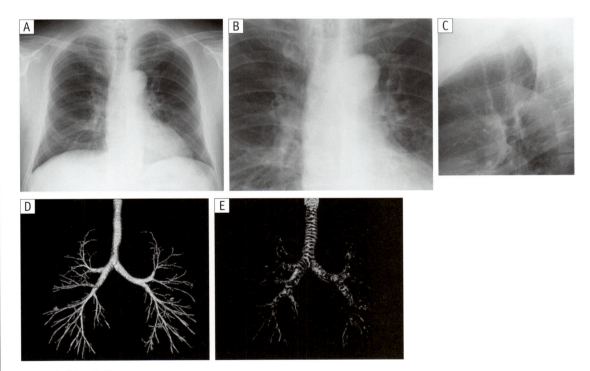

図1　気道の確認
X線写真にはすべての構造が投影されている。気道の認識方法は，縦隔内の気管・気管支透亮像から中間気管支幹・中葉の気管支壁を追う。リング状に投影されるB^{3}b気管支を確認する（A，B）。1枚の画像に立体的構造が重複して投影されるため，構造を分離読影することが困難であるので，肺野の変化にも注意を払う必要がある。
軟骨輪の石灰化が明瞭な場合は軟骨輪陰影が投影される（C）。
同一症例のCTデータから作成した気管支樹（気道内腔の3次元画像）と気管・気管支軟骨画像を示す（D，E）。

造を分離読影することが困難である。

■ X線写真で気道を認識する方法として，①縦隔内の気管支透亮像を追う方法，②気道と肺実質とが接する部分から気管支壁を認識する方法がある。肺野では撮影方向に走行する気管支がリング状に投影されて認識できることがある。軟骨輪の石灰化が明瞭な場合は軟骨輪陰影が投影される。気管・気管支の石灰化は高齢女性に多い。

■ X線写真は我々が最も目にすることが多い胸部画像であり，X線正面写真で大きさの概要を把握できることが望ましい。画像読影を行う場合の主な正常計測値について**表3** [4~6)] に記す。撮影時の呼吸状態が胸郭・横隔膜・縦隔の形態，肺容量の膨張と虚脱，肺野濃度の低下と上昇，気管支閉塞領域の明瞭化，気管支内腔の拡張と狭小化に反映される。

表3 診断画像（X線写真）上での胸部の各種正常計測値

- 右横隔膜は左側より1～2cm高い，左肺門は右より1.5cm高い
- paratracheal stripe（気管の右側壁の線状影）2mm以内（1～5mm）
- 心胸郭比は50％以下
- 大動脈弓は気管辺縁から35mm未満，右肺動脈下行枝径17mm以下，肺動脈幹の接線より15～0mmの陥凹
- 大動脈径は4cm未満（上行PA分岐部レベル3.2cm，心基部レベル3.7cm，下行2.5cm）
- PA幹部は2.4cm，右PA近位部1.9cm，遠位部1.5cm，左PA近位部2.1cm
- 主気管支径は右15mm，左13mm

（文献4～6を参考に作成）

4 CTによる気道の認識 [7)]

■ CTによる気管支の認識には撮影条件が大きく影響する。画素（voxel：ボクセル）が大きければ精度は低下する。CTの場合，軸位断面上に512×512の画素が並んでおり，その高さは撮影スライス厚で規定される。したがって，撮影範囲（field of view；FOV）と厚みがCT画像の計測精度に影響する。0.5～1mm程度のスライス厚を用いる場合，構成する画素がほぼ立方体となるため，等方ボクセルと呼ばれる。**図2**に5mm厚画像と1mm厚画像を提示する。気管支の描出に顕著な違いがあることがわかる。

■ 気道解析のためのCT撮影は仰臥位・深吸気で0.5～1mm厚，高分解能アルゴリズムで行う。エアートラッピング検出のために呼気CT，動態解析のために呼吸ダイナミックCTが用いられる。

■ CTに描出される気管支は2mm径の亜区域支レベルの気管支（気管支壁厚は気管支外径の1/5～1/10）が限界と言われている。脈管径は0.5mm程度，気管支壁厚も0.5mm程度，小葉中心性細気管支は描出されず，小葉中心性肺動脈は点ないし分岐

影として胸膜から5mm程度のところに観察される．小葉間隔壁は通常みえない．気道内径/肺動脈（B/A比）は平均0.7，二次小葉の大きさは1〜2.5cmである．

- 図3にCT画像での小葉構造の認識法について示す．小葉間隔壁と小葉中心細気管支が確認できれば，小葉単位そのものが把握できるが，通常は肺動脈（気管支に伴走する脈管）と肺静脈（気管支の伴走しない脈管）を目印にする．
- 通常描出されない壁厚0.5mm未満の肺野内気管支が明瞭化する場合がある（図4）．それは，①気管支壁肥厚，②粘液栓などの充満性変化，③周囲肺のコンソリデーションによるエアブロンコグラムの場合である．
- 精細なCTボリュームデータを活用することが気道読影に有用である．軸位断の読影に加え，気管支樹冠状断，気管支長軸断・短軸断による解析法について図5〜7に示す．構造に適した任意断面を切ることが等方ボクセル時代の胸部CT読影法である．

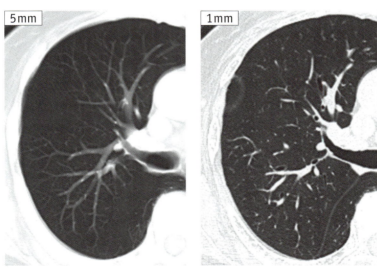

図2　5mm厚画像と1mm厚画像
1mm厚のほうが気管支の微細な形態を描出することが可能である．

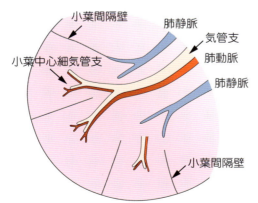

図3　CT画像での小葉構造の認識法

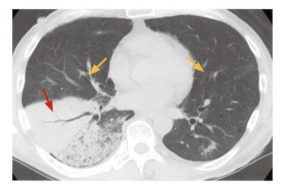

図4 気管支影の明瞭化
周囲肺のコンソリデーションにより，健常肺野と比較して末梢気管支影が明瞭化している。
健常肺野内気管支：壁厚0.5mm以上で描出されている（→）。
周囲肺のコンソリデーションによるエアブロンコグラム：0.5mmの気管支が描出されている（→）。

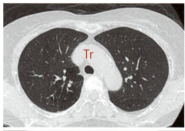
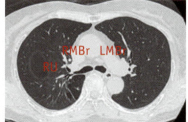
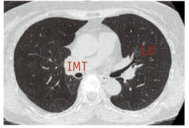
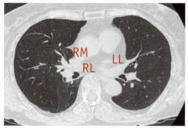
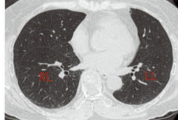

Tr：気管
RMBr：右主気管支
RU：右上葉気管支
IMT：中間気管支幹
RM：中葉気管支
RL：右下葉気管支
LMBr：左主気管支
LU：左上葉気管支
LL：左下葉気管支

図5 軸位断像による気道の読影

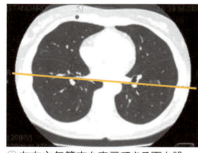
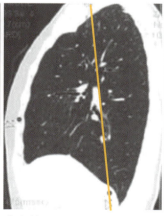
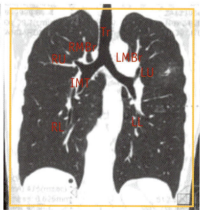

①左右主気管支を表示できる面を設定する。　②気管の入る面を設定する。　③気管支樹冠状断像の完成。

図6 気管支樹冠状断画像の作成法

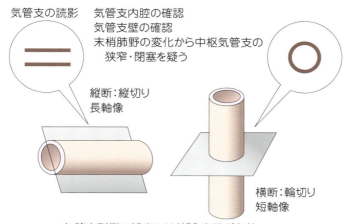

図7 気管支長軸断・短軸断による解析法

5 ロードマップとしての気道画像（図8）

- 気道画像診断の目的として，形態診断（気道疾患・肺野疾患の質的診断，気道の破壊，偏位），機能診断（動的診断）のほかに，経気管支生検などのためのロードマップ（経気管支的到達経路診断・術前画像）がある。CT画像上，腫瘍への気管支の到達を確認できる症例（CT bronchus sign陽性）の診断率は95％と言われている。

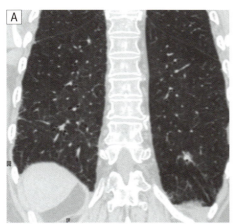
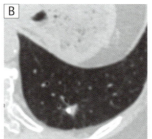
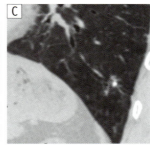
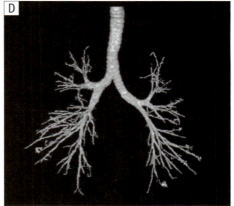

図8 ロードマップとしての気道画像
左S^{10}の小結節に対する経気管支生検前の画像。冠状断（A），軸位断（B），矢状断（C），気管支樹（D）。このほか，仮想気管支鏡による術中ナビゲーションを行う。

6 気道の死後変化

■死後画像診断の目的でCTが撮影される機会が増えているので，肺野と気道の死後変化について以下に記す。死因判断の際に注意を要する[8]。

①**肺実質**：死後，背側からすりガラス陰影が拡大する。肺胞壁を透過した水分（主に血清）が肺胞内に浸潤。1時間で背側肺野にすりガラス陰影が出現，2時間から明瞭化〜24時間で全肺へ。時間とともに前方へ拡大，水平面を形成。

②**気道**：泡沫状液体が肺底部背側から増加する。背側末梢気管支が滲出液で充満。末梢〜気管分岐部〜気管と液面が上昇。

③**胸水**：死後変化としての胸水は24時間以降に貯留（滲出）する。

文 献

1) 気管支鏡 臨床医のためのテクニックと画像診断. 第2版. 日本呼吸器内視鏡学会, 編. 医学書院, 2008.
2) 山下英秋, 他：結核研究の進歩. 1957；20（12月号）：1-25.
3) von Hayek H：Die menschliche Lunge. Springer-Verlag, 1970, p57-8.
4) 髙橋雅士：新 胸部画像診断の勘ドコロ. 髙橋雅士, 監. メジカルビュー社, 2014, p14-39.
5) Herring W：画像診断を学ぼう 単純X線写真とCTの基本. 江原 茂, 監訳. メディカル・サイエンス・インターナショナル, 2008, p75-89.
6) Möller TB, 他：CT/MRI正常所見ポケットアトラス. 南 学, 監訳. 小林有香, 訳. メディカル・サイエンス・インターナショナル, 1999, p31-5.
7) Elicker BM, 他：肺HRCTエッセンシャルズ. 髙橋雅士, 訳. メディカル・サイエンス・インターナショナル, 2014.
8) 長谷川 巖, 他：法医病理. 2010；16（2）：97-102.

—— 森谷浩史

6章 肺病変と気管支の解析——気道の視点から病変を読む

15 気管・気管支に着目した病変の読影

POINT
- ▶ 病変に関与する気管支の連続性を確認することで病態が推定できる。
- ▶ ①気道が開存しているか，②末梢肺に変化をきたしていないか，③気道周囲の構造が保たれているか，の3点から解析する。
- ▶ 気管支の形態異常，粘液栓，異物に注意する。
- ▶ 肺野の濃度変化（上昇・低下），粘液栓の貯留は中枢病変を疑うきっかけとなる。
- ▶ 咳嗽・血痰例においては気道病変の可能性も考慮する。

症例1 | 50代，女性，気管支分岐異常

- 症状なし。縦隔結節の経過観察のためにX線写真（図1）とCT（図2）を撮影した。CTにて気管支分岐異常を認めた。MPR冠状断（図3）に明瞭に表示される。

- 気管支分岐異常は0.6%に認める。転位気管支が多くを占め，部位は右上葉から右下葉を含めた中間気管支幹に多い（表1）[1]。これらの気管支分岐異常はCTに明瞭に描出され，転位気管支の80%が胸部CTで診断可能と言われている。分岐異常気管支の命名は支配領域によるため，胸部CTが領域の把握に用いられる。

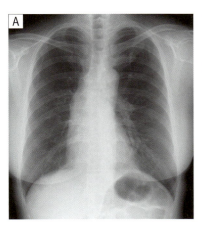
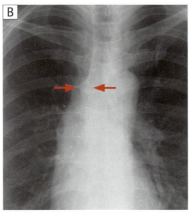

図1 症例1（気管・気管支）のX線写真
奇静脈が大動脈弓部のレベルを走行している（➡）。

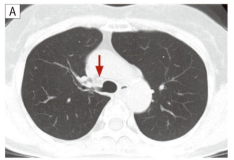

図2 症例1のCT画像
気管右壁から分岐する気管支を認める（➡）。

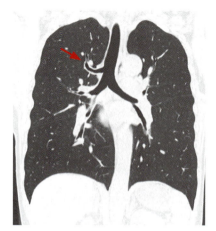

図3 症例1のMPR冠状断
気管・気管支の分岐形態が明瞭に表示できている（➡）。

表1 気管支分岐異常

過剰気管支（員数外気管支）	30%
転位気管支	70%
右上葉	70%
左B^{1+2}	20%
中間気管支幹	10%

（文献1を参考に作成）

参考症例：気管憩室（右傍気管嚢胞）（図4）

- 傍気管嚢胞は無症状で，CTで偶然検出されることが多い。3.7％に認める。うち88％が第1～第2胸椎レベルで認められると言われている。部位としては肺尖部縦隔側・傍気管であり，肺由来か気管由来か判断に迷う部位である。気管憩室と考えられている。

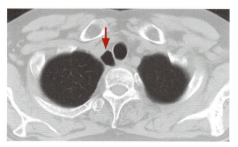

図4 右傍気管嚢胞（➡）のCT画像

症例2 | 50代,男性,気管癌(唾液腺型腫瘍)

- 2年ほど前から咳嗽・喀痰があり,嗄声のため耳鼻科を受診。右声帯麻痺を認めたが原因不明であった。2年後に,さらに左声帯麻痺も出現したため,再度,精密検査を行い,PET-CT,胸腔鏡下気管生検を施行。気管癌(唾液腺型腫瘍)であった。

- X線写真では明瞭な所見がないが,気管傍線の肥厚が病態を反映している(図5)。CTでは気管の壁厚,内腔形状,造影効果が明瞭である(図6)が,肺野や縦隔の大血管,リンパ節にばかり目を奪われると,気道の異常に気づかない場合がある。意識して気道とその周囲を読影することが必要である。管腔臓器の形態を分析するためには,MPRによる短軸断(輪切り)・長軸断が有効である。
- 慢性咳嗽の鑑別疾患について**表2**[2)]に示す。

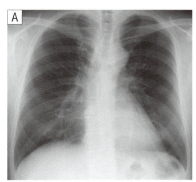
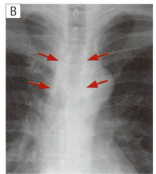

図5 症例2(気管腫瘍)のX線写真
気管傍線の肥厚を認める(➡)。

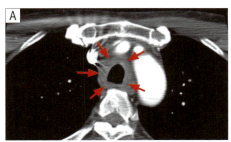
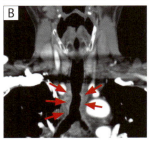

図6 症例2のCT軸位断像(A:気管短軸断,B:気管長軸断)
気管の壁厚,内腔形状,造影効果が明瞭である(➡)。

表2 遷延性〜慢性咳嗽の原因

感染後咳嗽
咳喘息
アトピー咳嗽
副鼻腔気管支症候群・びまん性気管支拡張症
亜急性細菌性副鼻腔炎
百日咳,クラミジア肺炎,マイコプラズマ肺炎
胃食道逆流症
心因性・習慣性咳嗽
薬剤性
慢性気管支炎
後鼻漏症候群
気管・気管支の腫瘍
気管・気管支の結核
気道内異物
間質性肺炎

(文献2より改変)

| 参考症例：70代，男性，悪性リンパ腫（MALToma）

- 鉱山で1年間の粉塵作業歴，また過去に20本×25年（20〜45歳）の喫煙歴あり。以前から咳嗽があった。最近2〜3カ月，咳嗽・喀痰が増加したため来院。体重減少なし。

- X線写真で上縦隔の拡大あり（図7）。胸部CTにて著明な気管狭窄と壁肥厚を認める（図8A）。MPR冠状断・矢状断では長軸方向の進展範囲が明瞭である（図8B）。あたかも「ちくわ」のようなdiffuseな壁肥厚である。
- 中枢気道に狭窄をきたす病変について表3[3)]に示す。

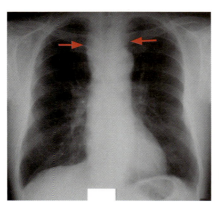

図7 気管腫瘍（悪性リンパ腫）のX線写真
上縦隔の拡大がみられる（➡）。

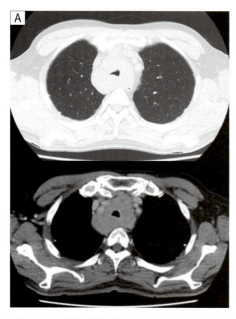
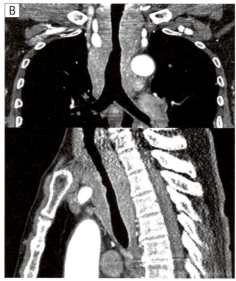

図8 CT軸位断像（A：気管短軸断，B：気管長軸断）
気管を取り巻くちくわ状の腫瘍である。高度の気管狭窄と壁肥厚を認める。

表3 中枢気道狭窄をきたす病変

1. 限局性中枢気道狭窄	原発性・続発性腫瘍，悪性リンパ腫 気管気管支結核 炎症性肉芽腫症，瘢痕，肉芽 腫瘍や血管による外因性狭窄
2. びまん性中枢気道狭窄	再発性多発軟骨炎 気管気管支軟骨形成症 気管気管支アミロイドーシス 炎症性肉芽腫症 気管気管支結核 気管支乳頭腫症 悪性リンパ腫，IgG4関連疾患など

（文献3より改変）

症例3　70代，男性，肺門部肺癌

- 咳嗽・喀痰・血痰。たばこ10本×58年，現在も喫煙。
  4年前，閉塞性動脈硬化症（ASO）のためステント治療。その後，ワルファリン内服中。以前から軽度の咳嗽，喀痰あり。血痰に気づき精査のため受診した。
  喀痰細胞診にて陽性（扁平上皮癌），右上葉入口部の肺門部肺癌であった。

- X線写真（図9）では右肺門上部の突出（通常，右肺門部は左肺門部より低く投影されるが，本例では右肺門が高い）を認めるが，異常としての指摘は困難かもしれない。
- CTでは右上葉入口部を取り巻くように腫瘤を認める。右B^2気管支の閉塞とB^3気管支入口部の高度の狭小化が容易に指摘できる（図10A）。MPR冠状断ではX線写真で認めた右肺門上部に腫瘤を形成していることがわかる（図10B）。

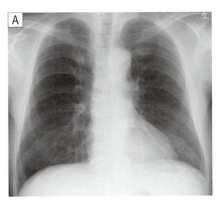 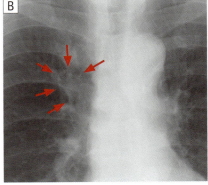

図9　症例3（右上葉入口部の肺門部肺癌）のX線写真
右肺門上部の突出を認める（➡）。通常，右肺門部は左肺門部より低く投影されるが，本例では右肺門が高い。

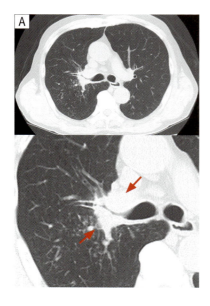
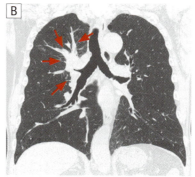

図10 CT画像
軸位断では右上葉入口部を取り巻くように腫瘤を認める(A)。
右B³気管支入口部が高度に狭小化している(➡)。
MPR冠状断(B)では右肺門上部に腫瘤を形成している(➡)。

- 気管支内の腫瘍を画像で探す場合、①気管支壁自体の所見を拾う、②気道内腔の変化を拾う(粘液栓や喀痰の描出の場合あり)、③気管支領域の末梢の変化を拾う(肺野濃度の不均一性、粘液栓貯留、気管支壁肥厚など)の3点から行う。
- 高度喫煙者、血痰、気道刺激症状など肺門部肺癌を疑う場合は気道を詳細に観察することが必要である。肺癌の進展様式のシェーマ(**図11**)や内視鏡所見分類を参考にして画像を読影するとよい[4]。
- 肺門部肺癌の直接診断には気管支内視鏡が必要であるが、精細CTデータを用いたMPRを用いると、気管支の短軸断・長軸断が容易に作成できるため、気道狭窄の拾い上げに大いに役立つ。CTデータから作成した仮想気管支鏡も役に立つ。

A. 肺癌の気管支への進展様式

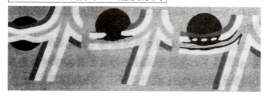

気管支短軸断からみた肺癌の発育進展様式

図11 肺癌の進展様式
（図は筆者作成）

B. 中枢病変による末梢の変化

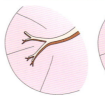 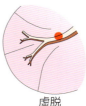 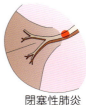
　　　　　　　　虚脱　　　　閉塞性肺炎

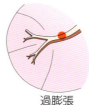 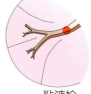
　過膨張　　　　粘液栓

- 肺門部肺癌は喀痰中に癌細胞が剝離しやすいため，喀痰細胞診も有用である。血痰，喀血の原因疾患について**表4**[5]に示す。

表4 血痰・喀血の原因疾患

1. 気道病変	気管支炎，気管支拡張症 腫瘍（特に肺門部肺癌：扁平上皮癌や小細胞肺癌，喉頭癌） 異物吸入，気道損傷，気管支血管瘻
2. 肺実質からの出血	感染症（肺結核，非結核性抗酸菌，肺炎，肺膿瘍，肺真菌症など） 多発血管炎性肉芽腫症，顕微鏡的多発血管炎，SLE，ループス肺炎，特発性肺ヘモジデローシスなどによる肺胞出血症候群 肺挫傷
3. 血管由来	肺動静脈瘻，肺血栓塞栓症，肺静脈圧上昇（たとえば僧帽弁狭窄症など），肺動脈カテーテル時の肺動脈損傷
4. その他	凝固異常，医原性，異所性子宮内膜症，その他

（文献5より改変）

参考症例：右上葉入口部肺癌の進行症例

- 右上葉入口部の閉塞による末梢性二次肺炎のCT画像を示す（**図12**）。

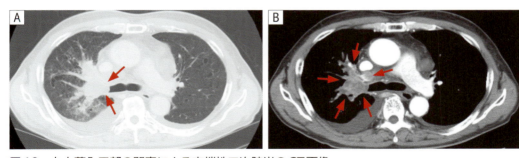

図12 右上葉入口部の閉塞による末梢性二次肺炎のCT画像
A. 肺野条件。右上葉入口部が腫瘍により閉塞している（➡）。右肺野濃度は左肺と比較し，上昇している。
B. 縦隔条件。右肺門部に不整な造影効果を呈する腫瘍を認める（➡）。

症例4　肺野結節の分析における気管支の読影

- 肺野結節の分析は気管支・脈管の関与から行う。気管支が中心に位置し，輪郭を小葉間隔壁もしくは肺静脈で境界されている病変は汎小葉性病変であり，経気道性に波及した病態を推定させる（**図13**）。気管支に沿った波及・小葉中心性陰影を伴う場合も経気道性の進展を疑う。
- 一方，複数の気管支・肺動脈の収束関与，肺静脈の関与は複数の小葉への進展を示唆する所見である（**図14**）。すなわち，隔壁を超えて進展する構造破壊性の病変を疑う。

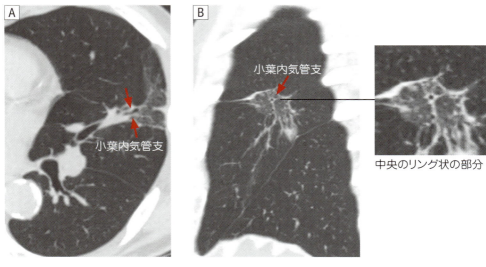

図13　小葉性肺炎のCT画像
気管支長軸断（A）と気管支短軸断（胸膜平行断面）（B）。小葉に対する病変の広がりを確認できる。

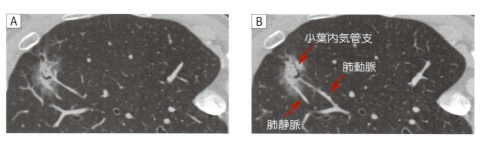

図14　腺癌のCT画像
結節に関与する気管支・肺動脈，肺静脈を分析することで小葉を超えて広がる病態であることを確認する。
① 結節に対する脈管関与・気管支関与を確認する。
② 複数の気管支・肺動脈の収束／肺静脈の関与は複数の小葉への進展を示唆する。

- 結節と関与気管支の分析はMPRによる任意断面作製が有用である。目標の気管支の長軸断は気管支と病変との位置関係および他の脈管の関与を一断面に表示することができる。気管支の短軸断（末梢肺では胸膜に平行な断面となる）は胸膜面に並ぶ小葉を一断面に表示することができる（図15～17）。
- 関与気管支の同定は，経気管支生検の目標気管支を設定する上でも重要である。

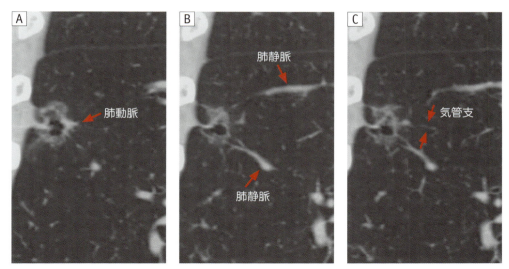

図15 腺癌のCT画像（長軸断表示）
関与気管支の長軸断は，気管支と病変との位置関係および他の脈管の関与を一断面に表示することができる．関与気管支の同定は経気管支生検の目標気管支を設定する上でも重要である．

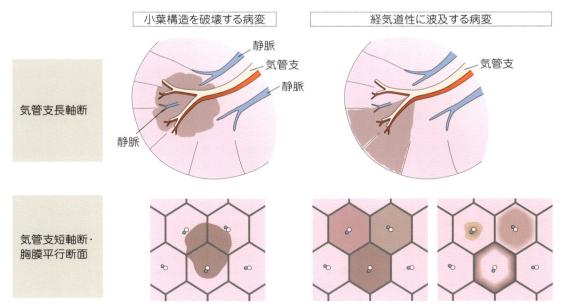

図16 小葉構造を破壊する病変と経気道性に波及する病変

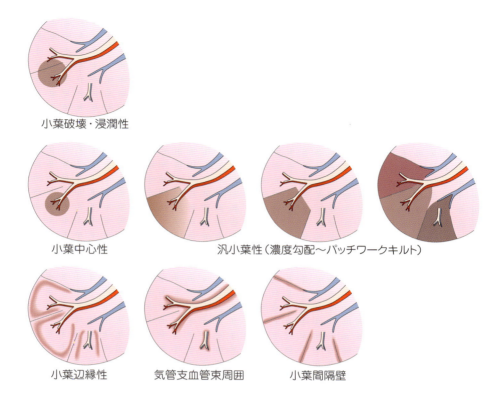

図17　小葉構造に対する病変の態度

症例5 | 70代，男性，Swyer-James症候群

- 検診時のX線写真で左肺の透過性亢進を指摘され受診した（図18）。
CTでは左肺の透過性亢進，血管影の細小化と疎な分布を認めた（図19）。幼少期に肺炎の既往があることから，Swyer-James症候群と診断された。

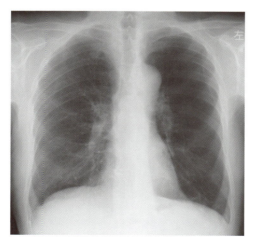

図18　症例5（Swyer-James症候群）のX線写真
左肺の透過性亢進を認める。

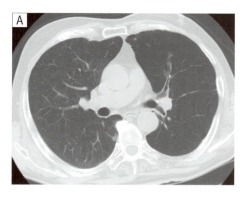
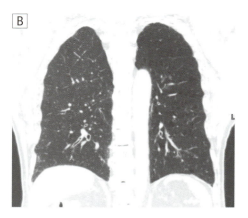

図19 CT画像
BはMPR冠状断。左肺の透過性亢進，血管影の細小化と疎な分布を認める。

- Swyer-James症候群は過去の重度のウイルス感染などが原因となり，細気管支壁およびその周囲の線維化とそれに伴う細気管支の閉塞をきたしたものである。片側性の肺動脈狭小化と片側肺の透過性亢進を呈する。

参考症例：気管支閉鎖症（図20）

- 左下葉の結節影を指摘され，CTを撮影。CTでは左S^{10}に小結節とその周囲に限局性の気腫を認めた。結節部分で気管支が途絶しており，気管支閉鎖症を疑った。

- 気管支閉鎖症は限局性肺病変として成人になってから発見されることが多い先天性疾患である。胎生期の気管支壁虚血による瘢痕閉塞や気管支肺芽の分離異常などが成因と考えられている。8割は無症状・2割は感染を反復して発見される。
- 部位では左S^{1+2}が最も多く，ついで右肺上葉に多い。気管支閉鎖により，中枢部気管支内の粘液栓貯留と末梢肺の濃度低下をきたす。末梢肺領域にはLambert管やKohn孔を介して周囲肺から空気が流入すると言われている。air trappingによる肺の過膨張と換気低下による血流低下により濃度低下が起こる。

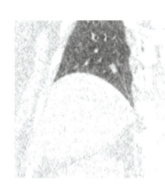
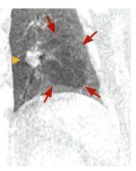

図20 気管支閉鎖症のMPR冠状断
左S^{10}に限局性の透過性亢進領域（➡）と小結節を認める（▲）。

症例6　70代，男性，気管支異物

- 前日から咳嗽・喀痰が出現。37℃台の発熱。WBC 9,900/μL，CRP 0.01mg/dL。

■ X線写真では右肺門部に淡い濃度上昇を認める（**図21**）。CTでは中葉・右下葉気管支の壁肥厚あり。縦隔条件で中間気管支幹に高濃度物を認めた（**図22**）。

■ 気管支異物（徐放性鉄剤：CT値500HU以上の高値を呈す）による重度の気管支損傷であった。4日後の気管支鏡検査で異物自体は検出できなかったが，痂皮化を伴う粘膜炎を認めた。

■ 急性咳嗽の原因疾患を**表5**[2)]に示す。

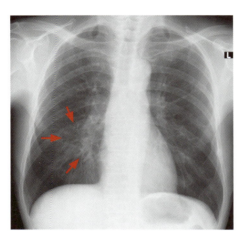

図21 症例6（気道異物による気管支損傷）のX線写真
右肺門部に淡い濃度上昇を認める（→）。

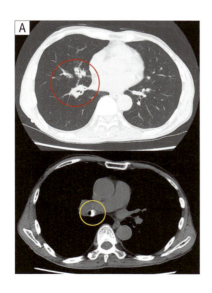

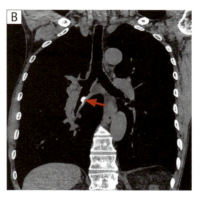

図22 症例6のCT画像（A）とMPR冠状断（B）
中葉・右下葉気管支の壁肥厚あり（赤丸）。縦隔条件で中間気管支幹に高濃度物を認める（黄丸）。MPR冠状断で高濃度物の存在位置が明瞭に描出されている（→）。

表5 急性咳嗽の原因疾患

1. X線写真で異常を認める重篤な疾患	心血管性疾患：肺血栓塞栓症，うっ血性心不全 感染症：肺炎，肺結核 悪性腫瘍：原発性・転移性肺腫瘍 免疫アレルギー機序：各種間質性肺疾患
2. X線写真で異常を認めない場合がある感染性疾患	感冒，急性気管支炎，マイコプラズマ，百日咳，インフルエンザ，慢性気道疾患の急性増悪，急性鼻副鼻腔炎，RSウイルスなど 遷延性・慢性咳嗽の原因疾患の初発 気管支喘息，咳喘息，アトピー咳嗽，鼻副鼻腔炎，GERD，ACE阻害薬
3. 健常成人では稀な疾患	誤嚥，気管支異物など

（文献2より引用）

参考症例：気道異物

- 金属性の義歯はX線写真で明瞭に描出される（図23）。X線吸収の低いもの（魚骨など）はCTで気道内の占拠物を探すとよい（図24）。CT値の差が明瞭でないもの（菓子袋のビニール片など）は，末梢肺の異常から局在を疑うことができる（図25）。

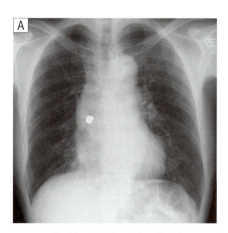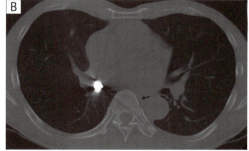

図23 気道異物（金属性の義歯）のX線写真（A）とCT画像（B）
X線写真で明瞭に描出される。

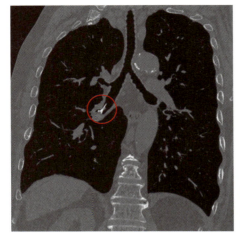

図24 MPR冠状断で写し出された魚骨（赤丸内）
MPR冠状断で気道内腔を読影すると，X線吸収の低いものでも描出できる。

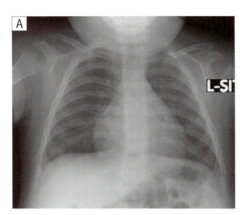 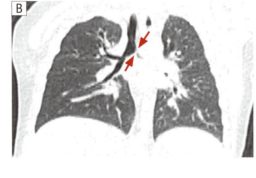

図25 菓子袋のビニール片（➡）
X線写真（A）とMPR冠状断（B）所見。CT値の差が明瞭でないものは，末梢肺の異常（濃度の左右差・末梢の炎症所見など）から局在を疑うことができる。
CT冠状断で左右肺の濃度差と気管支の狭小化を認め，さらに気管支鏡で左主気管支入口部にビニール片を認め摘除した。

文献

1) 気管支鏡 臨床医のためのテクニックと画像診断．日本呼吸器内視鏡学会，編．医学書院，1998，p44-7．
2) 藤村政樹：日医師会誌．2011；140（特別号2）：41-4．
3) 中野祥子，他：画像診断．2015；35(3)：329-43．
4) 鈴木 明：臨床医．1982；8(11)：2253-7．
5) 大串文隆：日医師会誌．2011；140（特別号）：19-22．
6) Elicker BM, 他：肺HRCTエッセンシャルズ．髙橋雅士，訳．メディカル・サイエンス・インターナショナル，2014．

————森谷浩史

6章 肺病変と気管支の解析——気道の視点から病変を読む

16 気道・肺・縦隔に関連する画像サインと慣用語

POINT
- ▶ 特徴的な名称（画像サイン）を持つ画像所見がある。
- ▶ これらの名称の由来を理解することで，病態の理解が深まる。
- ▶ 画像サインは画像パターンの認識・記憶を鮮明にしてくれる。
- ▶ 画像所見を他医に伝える際に共通の形態をイメージしやすい。
- ▶ その反面，一義的に用いられている言葉もあるため，その点に留意する。

1 画像サインと慣用語

- 特徴的な画像所見に名称が付されていることがある。名称の由来を理解することで，病態の理解が深まるとともに，先達のウィットに触れることができる。記憶に残りやすいこと，博学をちょっと自慢できることなどのメリットもあるので，多くの画像サインに触れることをお勧めする。
- 画像診断の多くがパターン認識をベースにしている。これらの画像サインは画像パターンの認識・記憶を鮮明にしてくれるので，重要な病態に気づくきっかけとなることもある。また，他医に画像所見を伝える際にも共通の形態をイメージできる。
- 本稿では，気道や空気・肺野に関連した画像サインと，多用される表現（用語）について列記する。

2 気道に関連するサインと用語

気管支径に関するサインおよび用語

BA比
- 気管支の内腔の径と伴走する肺動脈の外径の比。正常のBA比はおよそ0.7。1.0以上の場合異常。BA比が1.5以上の場合は気道が異常に拡張している状態を意味する。

signet ring sign（図1A）
- 気管支拡張によってBA比が著しく増加している状態を示す。リングは拡張した気道, signetは伴走する狭小化した肺動脈。気管支短軸断。

cluster of grapes──ブドウの房状（図1B）
- 囊胞状気管支拡張を形容する表現。

string of pearls──真珠の首飾り・数珠状（図1C）
- 静脈瘤様気管支拡張を形容する表現。

tram line──電車の軌道（図1D）
- 肥厚した気管支壁が電車の軌道様に2本の平行線として認められるもの。円柱状気管支拡張にて拡張した気管支の壁が平行に走る2本の線としてみられる。気管支が拡張していなくとも，気管支の炎症性変化で壁肥厚した際に認める。気管支長軸断。

traction bronchiectasis──牽引性気管支拡張（図1E）
- 周囲の線維化により細気管支壁が引っ張られて拡張した状態。

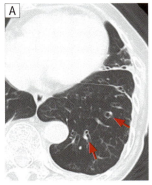
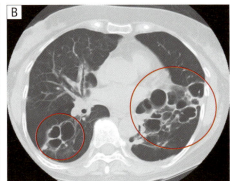
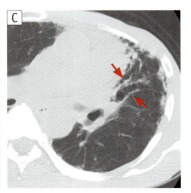
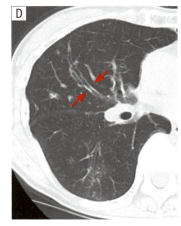
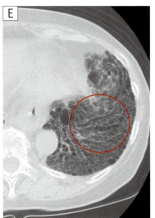

図1 気管支径のCT画像でみられる陰影
A. signet ring sign
B. cluster of grapes
C. string of pearls
D. tram line
E. traction bronchiectasis〔蜂巣肺（honeycomb）による牽引〕

cuffing sign, peribronchial cuffing（図2）
- 血管・気管支周囲の浮腫・細胞浸潤などにより輪郭が不鮮明になること。

tree-in-bud sign（図3）
- 小葉内の細気管支が感染性物質によって充満されている状態。小葉内の呼吸細気管支〜肺胞管レベルの充満性変化による微細分岐影。もともとは結節を伴う円柱状の分岐影を示すサインであるが，最近では小葉中心性陰影とほぼ同義に拡大解釈されている。

gloved finger sign, finger-in-glove sign（図4）
- 円柱状気管支拡張など拡張した気管支内に液性成分が貯留し，棍棒状ないし手袋状にみえるもの。アレルギー性気管支肺アスペルギルス症を疑う所見として有名であるが，円柱状に拡張した気管支内に分泌物や膿・腫瘍が充満するといずれも同様の所見を呈する。

air fluid level（＝niveau，鏡面形成）（図5）
- 気腔内に液体が貯留し，水平面を形成している状態。空洞や囊胞，あるいは囊状の気管支拡張の内部に液体貯留した状態。2種類の液体が層を形成する状態をfluid–fluid levelという。

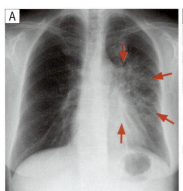
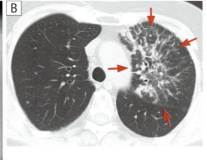

図2 cuffing sign
癌性リンパ管症のX線写真（A）とCT画像（B）。

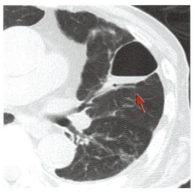

図3 tree-in-bud sign
肺結核のCT画像。

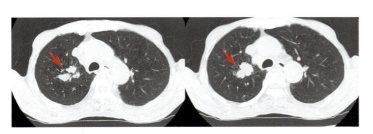

図4 gloved finger sign
アレルギー性気管支肺アスペルギルス症（ABPA）増悪時のCT画像。

図5 air fluid level
囊胞内感染による液面形成（CT画像）。

saber-sheath trachea sign（図6）

- X線正面写真で胸郭内気管が著しく狭い状態。慢性閉塞性肺疾患（COPD）の一徴候とされる。気管壁は肥厚していることが多く，しばしば軟骨輪の骨化を伴う。

inverted V sign，steeple sign

- X線正面写真で声門下気管が狭小化し，逆V字の形態を示すこと。気管の浮腫により起こる所見である。クループを疑う。

paratracheal stripe——気管傍線（図7, 8）

- 気管の右壁が右肺と接する部分（気管右壁，壁側胸膜，臓側胸膜）はX線写真上，1mmないし2mmの厚さの線と認識される。肥厚している場合，気管や縦隔の病変を疑う。

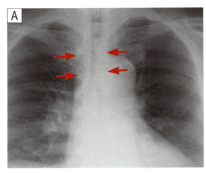
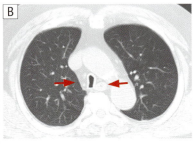

図6 saber-sheath trachea sign
AはCOPDのX線写真，Bは気管・気管支軟化症のCT画像。

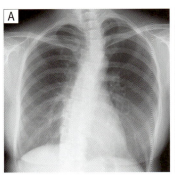
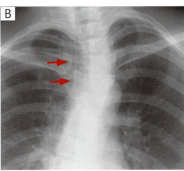

図7 気管傍線（paratracheal stripe）
側弯により胸椎が重複投影されないため，X線写真で明瞭に描出されている。BはAの拡大写真。

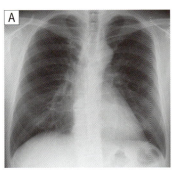
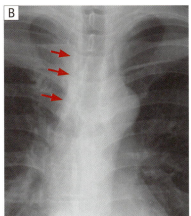

図8 著明に肥厚した気管傍線
気管腫瘍のX線写真。BはAの拡大写真。

thickened posterior tracheal stripe sign

- X線側面像で気管の透亮像の後壁の線状陰影が肥厚していること。retro tracheal stripeは通常2.5mm未満であるが，4.5mm以上の場合病的とされる。食道癌やアカラシアによる食道壁病変，気管や食道周囲のリンパうっ滞等が示唆される。

tracheal buckling

- 乳児期において，呼吸に伴い（特に呼気時に）気管が前方，右方に弯曲すること。首の前屈時にもみられる。2歳以下の50％以上に気管の偏位がみられる。非病的所見である。

S sign of golden, inverted S sign（図9, 10）

- 右上葉肺門部の腫瘤により右上葉が無気肺を呈すると，毛髪線の挙上と肺門部腫瘤により連続した逆S字状を呈する。左上葉無気肺ではS signが90度前屈した画像となる。特に名前はつけられていないが，特徴的である（図10）。

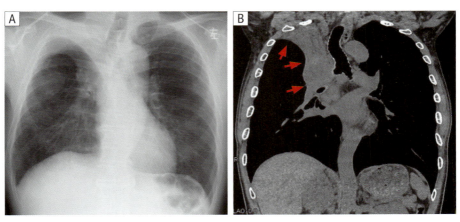

図9 inverted S sign
右上葉入口部扁平上皮癌のX線写真（A）とMPR冠状断（B）。

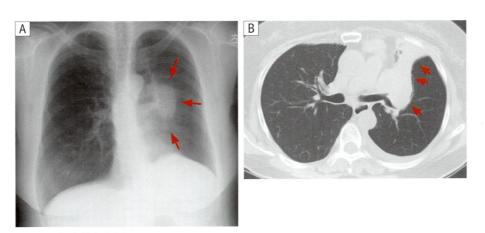

図10 左上葉無気肺
左上葉入口部扁平上皮癌のX線写真（A）とCT画像（B）。名前はないが特徴的な所見である。

3 肺野濃度に関するサイン・用語

dependent density —— 重力効果（図11）
- 体位により，下方（仰臥位の場合は背側）の胸膜直下部分の肺野濃度が上昇すること。肺実質自体の重さによる虚脱や血流の影響による。

モザイク血流（図12）
- 局所の血流の不均一性によって肺野濃度差が地図状に出現する所見。血流病変か気道病変のいずれかで起こる。気道病変では血流低下とair trappingが原因となっていると言われている。血流低下部の血管は正常部よりも細い。

air trapping
- 正常肺野は呼気時に100HUから200HU程度の濃度上昇を呈するが，気道病変が存在するとCT値が上昇しないため，呼気時に限局性の低濃度領域として明瞭化する。

Swiss cheese appearance —— スイスチーズ様陰影（図13）
- 気腫肺の肺炎時にみられる。コンソリデーション内にもともとの気腫が輪郭円滑な円形の気控として認められる状態。

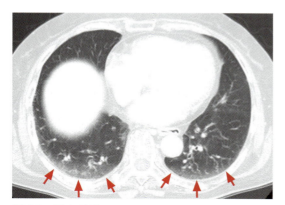

図11　重力効果
健常例のCT画像。

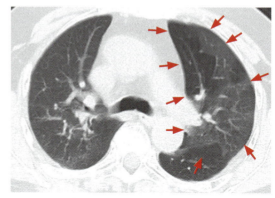

図12　モザイク血流
肺動脈血栓塞栓症のCT画像。

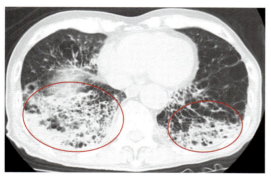

図13　スイスチーズ様陰影
気腫性変化に併発した肺炎のCT画像。

crazy paving pattern ──(庭園の散歩道などの)ふぞろいな敷石やタイルによる舗装(図14)

- すりガラス陰影の内部に小葉間隔壁の肥厚・細葉隔壁の肥厚が認められる状態。肺胞蛋白症において認められる所見として呼称されたが、様々な急性あるいは慢性肺疾患において認められる。

Westermark sign

- 肺塞栓で塞栓領域の血流が低下し、透過性が亢進した状態。

KerleyのB line, septal line

- うっ血性心不全等で小葉間隔壁・肺静脈周囲に水分が貯留した状態。肺の最外層で広義間質が目立つために1cm程度の間隔で胸膜に直交する線状影がみられる。

hair line ──毛髪線(毛髪のように細い線)

- X線正面写真上、右上中葉間裂が線状に投影される。おおよそ0.5mm(胸膜2枚分の厚さ)である。毛髪線の高さから肺葉の体積を判断できる。厚みが増加している場合には胸水・胸膜炎や胸膜播種を疑う。

A-P window (図15)

- 大動脈弓部と肺動脈根部との間の軟部組織を指す名称。通常、X線正面写真上、外縁がくぼんでみえる。膨隆している場合、♯5・♯6等の縦隔リンパ節腫大を疑う。

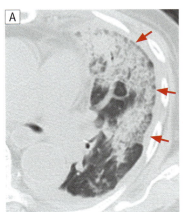
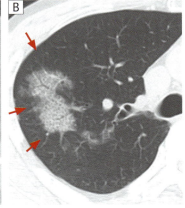

図14 crazy paving pattern
A. 肺炎のCT画像
B. 特発性器質化肺炎(COP)(疑い)のCT画像

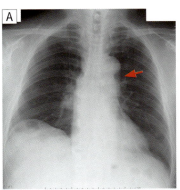
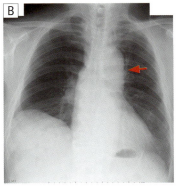

図15 A-P window
腎癌の#5リンパ節転移。1年前(A)および転移出現時(B)のX線写真。

4 肺野の局在性病変に関するサイン・用語

air bronchogram（図16A）
- 病巣内に気管支透亮像が確認できる状態。肺胞内が陰影で満たされた場合，内部の気管支に含気が保たれていると，周囲の肺胞領域との間にコントラストがついて，空気を充満した気管支が可視化される。病変が肺内であること，肺胞を広範に充満する病態であることを示す。病巣内での気道の開存，気管支構造の存在を意味し，構造の破壊がないことを示す。

CT angiogram sign，angiogram sign（図16B，C）
- コンソリデーションの内部に血管が明瞭に認められる状態。造影CTにおいて病巣内に脈管造影像が確認できる状態。脈管構造が保たれていることを示す。air bronchogramと同様に構造の破壊がないことを示す。

honeycomb──蜂巣肺（図17）
- 肺実質の線維化により形成された囊胞が集簇している状態。

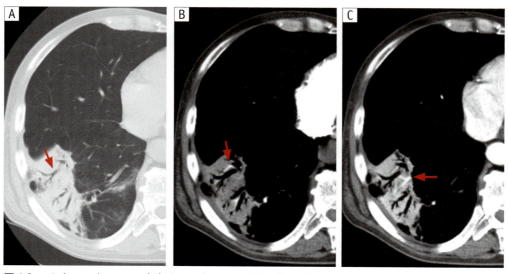

図16 air bronchogram (A) と angiogram sign (B，C)
A. 肺野条件。気管支（➡）。
B. 肺動脈相。肺動脈（➡）。
C. 肺静脈相。肺静脈（➡）。

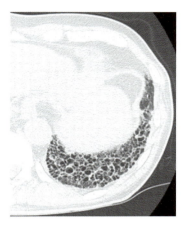

図17 honeycomb
特発性間質性肺炎のCT画像。

結節性状の表現

coin lesion
- 境界明瞭な円形陰影。日常，流通している硬貨程度の大きさのものに用いる。このほか，円形陰影の大きさの表現として，結節影：3cm未満，腫瘤影・塊状影：3cm以上，粒状影：5mm未満などが用いられる。

収束
- 病巣に対して複数の気管支・脈管が集中する状態。

spicula──スピキュラ（図18）
- 結節の周りに出ている微細な棘状（トゲ状）の影。病巣辺縁の線維化，周囲の結合組織やリンパ管内への浸潤を示す。

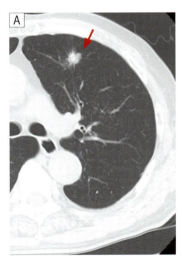
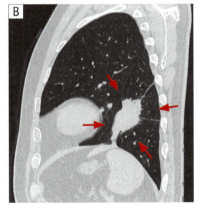

図18 スピキュラ，ノッチ，胸膜陥入，葉間胸膜の陥凹
肺癌のCT画像（A）とMPR冠状断（B）。Aではスピキュラとノッチ，Bでは胸膜陥入，スピキュラ，葉間胸膜の陥凹がみられる。

胸膜陥入像（図18）
- 1枚の胸膜を結節が引っ張りこんでいる状態。すなわち結節が胸膜に接して存在していることを意味する。

notch──ノッチ（図18）
- 腫瘍の辺縁が凹凸形状を呈すること。分葉状とも呼ばれる。大きな腫瘍の場合，八頭状とも表現される。癌の発育の不均等によって生じる場合や既存の構造物（血管や気管支等）で進展が妨げられて形成される場合がある。

air crescent sign, meniscus sign（図19）
- 空洞やブラ内に菌球（fungus ball）が生じ，空洞内の残存空気が三日月状を呈する状態。菌球性アスペルギルス症でみられる。

halo sign（図20）
- 結節の周囲を境界不鮮明な淡い陰影が取り巻くこと。淡い陰影は炎症や出血による。

extrapleural sign（図21）
- 胸膜近傍の病変が臓側胸膜外の由来であることを示す所見。肺野の境界部が円滑に連続し，その外側に結節が存在している。

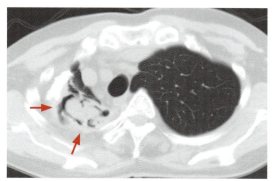

図19 meniscus sign
菌球性アスペルギルス症のCT画像。

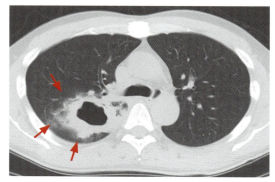

図20 空洞とhalo sign
肺膿瘍のCT画像。

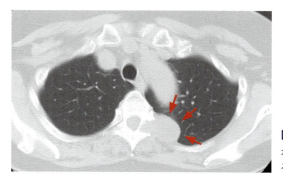

図21 extrapleural sign
神経鞘腫のCT画像。椎間孔から突出するstrawberry cone signを呈している。

reversed halo sign, coral sea sign（図22）

- 限局性のコンソリデーションにおいて，内部のすりガラス濃度を取り巻いて辺縁部が高濃度である状態。COPや肺炎の治癒過程でみられる。

comet tail sign

- 円形無気肺にみられる。肺門側血管が結節に巻きつくように収束することの形容。

CT bronchus sign（図23）

- CT上，肺野の結節内に気管支が到達していることが確認できる状態。経気管支的な手技で結節に到達することが期待できる。

GGO (ground glass opacity)──すりガラス濃度（図24）

- 均一な淡い濃度上昇。内部に血管が透見できる状態。結節のすりガラス濃度部分は腺癌の肺胞上皮進展部分が反映されていることが多い。

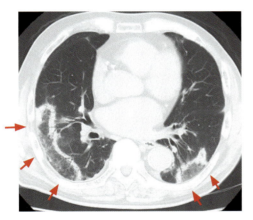

図22 reversed halo sign
COPのCT画像。

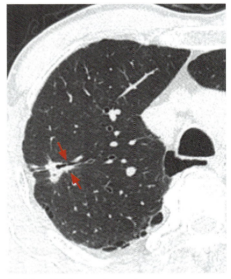

図23 CT bronchus sign
肺癌のCT画像。

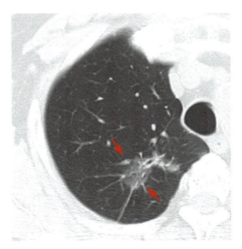

図24 GGO
肺腺癌のCT画像。

galaxy sign（図25）
- 微細粒状影の集簇と確認できる結節影。サルコイドーシスでみられる。同様の結節はリンパ腫でも認めることがある。

cotton ball appearance（図26）
- サルコイドーシスでみられる結節形状を呈する肺胞性浸潤影の形容。

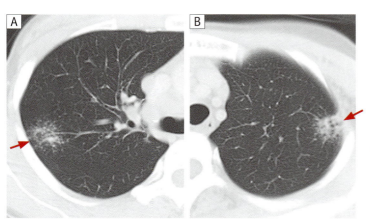
図25　galaxy sign
サルコイドーシスのCT画像。

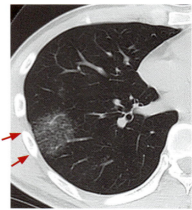
図26　cotton ball appearance
サルコイドーシスのCT画像。

5　その他，気腫・外傷など

double bronchial wall sign（図27）
- 縦隔気腫において気管支内腔の空気と壁外の空気により気管支壁が明瞭に描出されるもの。

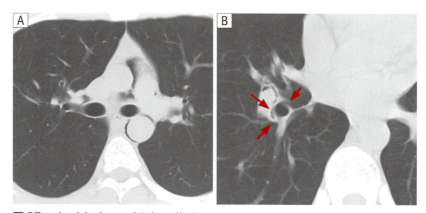
図27　double bronchial wall sign
縦隔気腫のCT画像。

extrapleural air sign(図28)

- 縦隔気腫において骨性胸郭と壁側胸膜との間に空気が入り込むことがある。気胸と誤認しやすい。

fallen lung sign

- 気道の鈍的損傷では気管と肺実質との間に生じる剪断外力により気管分岐部近傍が損傷しやすい。気管・気管支損傷の場合，通常の気胸が肺門側へ虚脱するのに対し，凝血塊などによる気管支内腔閉塞により虚脱肺が背側に偏るfallen lung signがみられることがある。

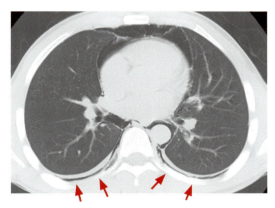

図28 extrapleural air sign
縦隔気腫のCT画像。

文 献

1) 栗原泰之，編：臨床画像．2016；32（10月増刊号）．
2) 嶺　貴彦，他：臨床放射線．2015；60（11月臨時増刊号）：1458-65．

―森谷浩史

7章 充実型病変を呈する病変の鑑別疾患

17 充実型病変の典型例

POINT
- ▶ 新たな肺病変が指摘されたときは，過去の画像との比較を行う。
- ▶ 病変の辺縁所見，内部構造，周囲既存構造との関係を評価する。
- ▶ 造影TS-CTで病変の内部構造を評価する。

1 充実型病変の画像所見

- 充実型病変には悪性腫瘍，感染症，非感染性病変，良性腫瘍等の多くの鑑別疾患がある。
  - 悪性腫瘍：原発性肺癌，低悪性度腫瘍，転移性肺癌
  - 感染症：肉芽腫（抗酸菌，真菌），肺膿瘍，細菌性肺炎
  - 非感染性病変：器質化肺炎，サルコイドーシス，多発血管炎性肉芽腫症（Wegener肉芽腫症），肺内リンパ節
  - 良性腫瘍：ハマルトーマ，硬化性血管腫
- これらの充実型の肺結節の良悪性を診断するには，TS-CTを用いて結節の性状から読影する必要がある。読影に必要な情報の中でも，病変のサイズ，すりガラス成分の存在，形態，造影効果，増大速度を押さえておきたい。
- CT検査の普及に伴い，小型肺結節が指摘される機会が増えている。一般的に病変のサイズが大きいほど，悪性の病変である可能性が高くなる。30mmを超える腫瘤の多くは悪性であり，10mm以下の結節が悪性である可能性は低いとされる。病変のサイズの変化を確認することも，重要な読影ポイントの1つである[1]。
- 一般的に，新規に見つかった肺結節の90％弱の症例で過去の画像においても描出されていることが知られている[2]。そのため，新たに肺結節が指摘された場合，可能な限り過去の画像と比較しておきたい。過去の画像と比較することにより，陰影の変化を後方視的に評価することが可能になり，良悪性の鑑別に役立つことがある。
- たとえば，2年ほど前の画像から変わっていない陰影であれば，良性病変である可能性が高く，さらなる画像による経過観察は不要であるかもしれない。また，短期的に

増大しているようであれば，悪性の可能性が高く，一方で数カ月前のCT画像に描出されていない新規の病変であれば，炎症である可能性も考えられる。
- 病変の周囲に境界明瞭なすりガラス成分を伴う陰影は，肺腺癌を疑う所見である。一見，通常CTではすりガラス成分を伴わない充実病変であっても，TS-CTでの画像評価を行うと周囲にすりガラス成分が認められることがあり，画像診断においてはTS-CTが必須である。すりガラス成分と悪性の関係については，前述されているためこの章では割愛する。
- 病変の形態評価では，病変の辺縁性状，内部構造，周囲の既存構造との関係をみることが重要である（**表1**，**図1**）。

表1 TS-CTによる肺病変の形態評価

病変の辺縁性状	①辺縁明瞭/不明瞭，②辺縁平滑/不整，③スピキュラ，④分葉，ノッチ
内部構造	①気管支透亮像，②空洞，③石灰化像
周囲の既存構造との関係	①肺血管・気管支の収束像，②肺血管・気管支の圧排像，③胸膜陥入像，胸膜陥凹像

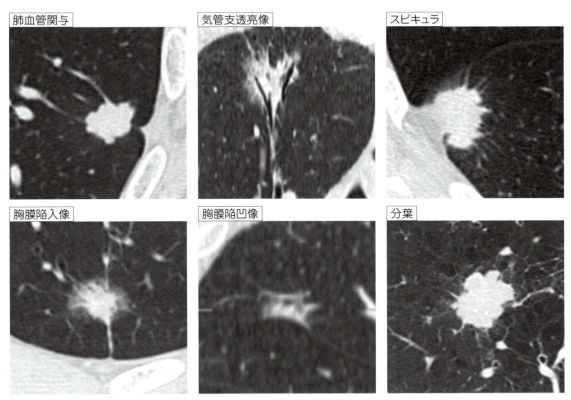

図1 TS-CT画像でみられる肺病変の形態

- 一般的には，辺縁不整で，分葉，ノッチを形成している，もしくは周囲にスピキュラを有するような陰影は悪性である可能性が高く，辺縁平滑な円形・類円形の陰影は良性病変の特徴として知られている（**表2**）。辺縁性状は，悪性腫瘍が増殖する際の圧排増殖や収束によって起こる変化をとらえている所見と考えられる。

表2　TS-CTによってみられる癌と非癌の所見の違い

癌の所見	辺縁不整 分葉・ノッチ スピキュラ 気管支透亮像 肺血管・気管支の収束像 胸膜陥入像・胸膜陥凹像 境界明瞭なすりガラス成分
非癌の所見	辺縁平滑 類円形・多角形（直線的な辺縁） 良性の石灰化 娘病変，衛星病変

圧排増殖

- 低分化腺癌，扁平上皮癌，大細胞癌などの悪性腫瘍は，周囲肺構造を破壊しながら増殖するため，CTでは辺縁が凸凹になり，分葉状や切れ込み部分に血管・気管支が存在するノッチと言われる画像所見を形成する。また内部は均一な充実性成分もしくは壊死を伴うこともある。

瘢痕収縮

- 高分化腺癌では，肺胞上皮置換性に増殖しながら，中心部分の瘢痕性線維化が徐々に進行し，周囲の構造を収束しながら増殖する。この進展形式を反映して，内部に複数の気管支収束を伴う気管支透亮像や，周辺にはスピキュラ，胸膜陥入像などがみられる。スピキュラは，病変の周囲に棘状あるいは線状に突出する構造で，病理像は虚脱した肺実質，腫瘍浸潤や限局性のリンパ管浸潤，あるいは小葉間結合織を反映している。スピキュラは腺癌だけでなく間質反応の強い扁平上皮癌などでもみられることがある。
- 内部構造を評価する際には，可能な限り造影CTでの評価を行いたい。一定の大きさのあるすべての悪性腫瘍は増大のために血流を必要としており，造影CTにより病変の血流状態を評価することは，病変の良悪性の鑑別に有用である（**図2**）。
- 造影剤急速静注後のダイナミックTS-CTでは，造影前後での病変のCT値の変化のカットオフを15HUとした場合，病変が悪性腫瘍である正診率は77%であったと報告されている[3]。一方で，活動性の肉芽腫や器質化肺炎などでは造影効果を示すこと

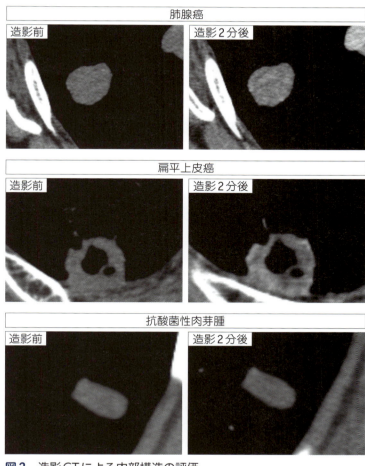

図2 造影CTによる内部構造の評価

もあり注意を要するが，偽陰性が少ない検査であり造影効果を示さない肺結節が悪性である可能性は低いと言える。

- 過去画像と比較し病変の変化をみることも，良悪性の鑑別において非常に重要である。悪性肺腫瘍の体積倍加時間は30〜400日，良性病変は30日以下かあるいは400日以上であるとされている[4]。つまり，30日以下の急速に変化する病変は感染性病変などの可能性を考慮する必要がある。
- 低悪性度の腫瘍や良性腫瘍では，緩徐な増大を示すことがしばしば経験される。また，一部の悪性腫瘍においても緩徐な増大パターンを示すことから，経過観察中に増大傾向を示す症例では，外科的に確定診断を行うことが必要な場合もある。
- 経年経過・比較読影についての詳細は次項を参照頂きたい。

2 典型例

症例1 | 52歳，男性，浸潤性腺癌

- 肺癌検診で胸部異常影を指摘され精査。CT画像および病理生検像を図3に示す。

CT所見：辺縁不整，スピキュラ，胸膜陥入像を伴っている。造影効果を認める。

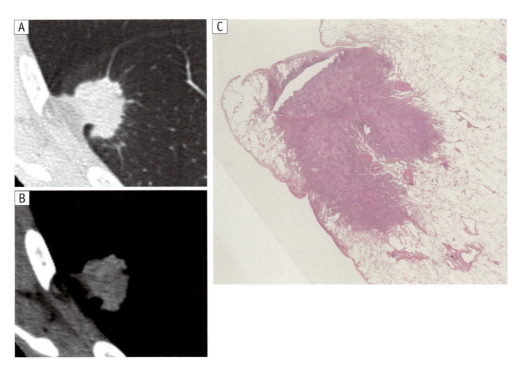

図3 浸潤性腺癌のCT画像（A：肺野条件，B：縦隔条件）および病理写真（ルーペ像）（C）

症例2 | 72歳，男性，末梢型扁平上皮癌

- COPD経過観察中のCTで胸部異常影を指摘された。2年の経過で結節は10mmから18mmへ増大している。CT画像および病理生検像を図4に示す。

CT所見：辺縁不整で分葉状，一部でノッチを形成している。結節背側は接した気腫性変化に伴い直線的な辺縁になっている。不均一な造影効果を認め，一部で空洞を認める。

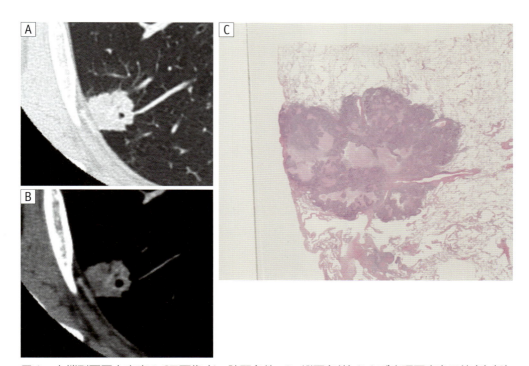

図4 末梢型扁平上皮癌のCT画像（A：肺野条件，B：縦隔条件）および病理写真（HE染色）（C）

文 献
1) Winer-Muram HT：Radiology. 2006；239(1)：34-49.
2) Muhm JR, et al：Radiology. 1983；148(3)：609-15.
3) Swensen SJ, et al：Radiology. 2000；214(1)：73-80.
4) Lillington GA, et al：Clin Chest Med. 1993；14(1)：111-9.

村上修司

7章 充実型病変を呈する病変の鑑別疾患

18 充実型肺癌と充実型の非癌病変の鑑別

POINT
- 患者背景は良悪性の鑑別において，重要な情報の1つである。
- 肺癌に特徴的な所見と，非癌病変に特徴的な所見を理解しておく。
- 充実型病変では造影CTによる内部構造の評価が重要である。

1 肺癌と非癌病変の鑑別ポイント

- 患者背景は良悪性を鑑別する上で重要な情報の1つである。臨床情報として，年齢，喫煙歴，粉塵吸入歴，肺気腫，肺線維症などの情報を聴取しておく必要がある。
- 40歳以下に認められる肺結節は悪性である可能性は低く，30歳以下ではきわめて稀である[1,2]。
- 肺癌と喫煙の関連はよく知られたところである。たばこには多くの発癌物質が含まれており，気道上皮細胞では長年の喫煙により，細胞内遺伝子の突然変異が蓄積されて発癌に至る。扁平上皮癌では，喫煙指数が50以上で発症率が13倍に上昇し，腺癌においても4倍に上昇する。また，喫煙者では間質性肺炎の発症が2.5倍に上昇し，さらに間質性肺炎は肺癌の合併率が25倍にも上昇するとされている[3]。
- 自験例においても，20mm以下の切除された肺癌のうち，非喫煙者における扁平上皮癌の割合は3/318例（1％）であり，残りはすべて腺癌であった。一方，喫煙者では扁平上皮癌の発症は39/320例（12％）と高く，既存の報告と同様であった。また，喫煙者には，小細胞肺癌（10例），大細胞神経内分泌癌，腺扁平上皮癌も認められていた。このことから，非喫煙者ではCT画像ですりガラス陰影を持たない充実型を呈する肺癌の頻度は低いと言える。

2 肺癌で読みたい所見，非癌で読みたい所見は？

- 典型的な悪性病変と非癌病変の画像所見については前述した通りであるが，肺癌と非

癌病変のいずれにも認められる所見が少なくない。そのため，得られた画像所見を総合的に判断する必要があり，悪性病変と非癌病変にみられやすい所見を押さえておく必要がある（**表1**）[2]。

表1 結節が悪性である尤度比─画像所見および臨床背景による比較

画像所見および臨床背景	結節が悪性である尤度比
スピキュラあり	5.54
結節の長径＞3cm	5.23
＞70歳	4.16
喫煙者	2.27
結節の長径＜1cm	0.52
辺縁平滑	0.30
30～39歳	0.24
非喫煙者	0.19
20～29歳	0.05
良性の石灰化あり	0.01

（文献2より改変）

■ 悪性病変のみに特異的な所見は存在しないが，スピキュラの存在は悪性病変を強く示唆する所見である。辺縁不整も悪性腫瘍を疑う所見ではあるが肉芽腫性疾患や肺炎でも認められる所見であり，また気管支透亮像も肺腺癌で多くみられる所見ではあるが肺炎，リンパ腫などでも認められやすい。そのため，悪性病変として合わない所見，非癌病変を示唆する所見を見つけることも重要である。

■ 非癌病変の特徴の1つに直線的な辺縁所見が挙げられる。辺縁が整で直線的なもの，もしくは内側への凸を示す陰影は炎症でみられやすい。これは，悪性病変は基本的に圧排性もしくは浸潤性に増殖するため，辺縁形態が既存構造に影響されず外側に凸の分葉状や棘状になるのに対して，組織破壊性が少ない肺炎では肺胞内の炎症細胞が既存の小葉間隔壁で境されることにより直線的な辺縁を示す。

■ 時に悪性病変においても，発生周囲にブラや気腫が存在すると病変の発育が妨げられることにより，また粘液性腺癌では粘液が小葉間隔壁で境され直線的な画像になることがあるので注意は必要であるが，直線的な辺縁は非癌病変に特徴的な所見の1つと言える。

■ 娘病変の存在は，非癌病変を強く示唆する所見である。抗酸菌性肉芽腫では，60%ほどで娘病変が認められるとされている[4]。娘病変を悪性腫瘍に認めることもあるが，悪性腫瘍における娘病変は肺内転移や腫瘍末梢の二次変化をみていると考えられる。

■ 造影CTにおける内部構造の評価も押さえておきたい所見である。造影CTで内部が造影されない結節の多くは非癌病変であるため，良悪性の鑑別において造影CTによ

る内部構造の評価は有用と言える。
- また，初回の画像評価で特徴が乏しく，良悪性の鑑別が困難な症例，非癌病変が疑われる症例では経過観察を行い，病変の変化を追っていくことが重要になる。

3 鑑別が難しい症例の画像

症例1　49歳，女性，経過で消退した浸潤影

- 検診で胸部異常影を指摘された。1年前の検診では異常所見を認めていない。来院時の発熱，咳嗽などの自覚症状は明らかでない。喫煙歴なし。

CT所見：辺縁直線的な成分を持ち，多角形の陰影である。縦隔条件では造影されているが一部で低吸収領域を伴う（**図1A**）。2カ月の経過で陰影の消退を認める（**図1B**）。

鑑別のポイント

- 病変の辺縁は比較的整であり，直線的な辺縁を有した多角形の形状を呈している。縦隔条件では一部に膿瘍化を疑うような低吸収領域を認める。これらから，炎症を疑う所見が多いと考えられる。診察時には明らかな感染徴候を認めないことから自然経過観察を行ったところ，2カ月の経過でほぼ消退している。この経過からも，局所的な肺炎後の変化として矛盾しない。

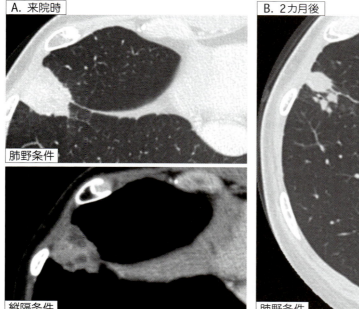

図1　症例1のCT画像

症例2 | 54歳，男性，娘病変を伴う肺癌

- CT検診で右上葉に異常影を指摘され，2年間経過観察を行った。喫煙歴15本×32年。

CT所見：2年前（**図2A**）には末梢気管支の嚢胞状拡張を認め，気管支壁の肥厚が認められる。受診時（**図2B**）には拡張した気管支周囲に結節状に増大し，娘病変を伴っている。辺縁は不整で胸膜陥入像を認める。

鑑別のポイント

- 既存肺に変化がある部位の癌の発生は，しばしば読影を困難にする。中心部に拡張した気管支による気腔を認めることで，CT画像上では連続性を失い，娘病変にみえた病変は病理的には腫瘍であった。病理滑面でも一部連続性が途絶えているようにもみえたが，3次元的には連続している病変であることが確認され，組織学的には周囲に肺胞上皮置換成分を有する低分化腺癌であった。拡張した気管支と娘病変の存在は，気管支拡張症，肉芽腫等も考えられるが，本症例では縦隔側の胸膜陥入像を認めており，周囲構造の収縮が存在することを示唆している。

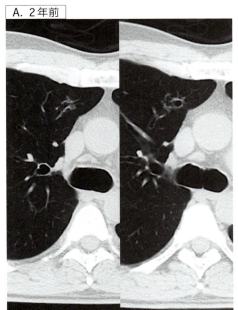 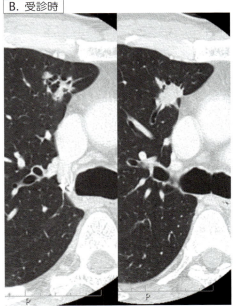

A. 2年前　　B. 受診時

図2　症例2のCT画像（肺野条件）

文献

1) Winer-Muram HT：Radiology. 2006；239(1)：34-49.
2) Erasmus JJ, et al：Radiographics. 2000；20(1)：59-66.
3) 三嶋理晃：禁煙指導・支援者のための禁煙科学. 吉田 修，他監. 文光堂，2007，p144-8.
4) Hahm CR, et al：Lung. 2010；188(1)：25-31.

――――村上修司

7章 充実型病変を呈する病変の鑑別疾患

19 PETはどこまで役に立つのか

POINT
- ▶ FDGの集積は，腫瘍サイズ，細胞密度，組織型，分化度などの影響を受ける。
- ▶ FDG-PETはすりガラス主体の病変の良悪性の鑑別には有用でない。
- ▶ FDG-PETは充実型結節の良悪性の鑑別にはある程度有用である。

1 PET-CTでどこまでわかるか？

- PET (positron emission tomography) -CTは，PET装置とX線CT装置を組み合わせた装置で，近年癌診療において使用される機会が増えている。腫瘍細胞はブドウ糖の細胞膜輸送が正常と比べ亢進している。このことを利用し，PET検査ではブドウ糖類似物質であるフルオロデオキシグルコース (FDG) に ^{18}F（フッ素18）で標識し，細胞に取り込まれたFDGから放出される放射線を検出している。

- PET-CT検査は，PET検査による糖代謝を可視化した機能画像にCT検査による形態画像を重ね合わせた融合画像が描出可能であり，癌診療においては，病変の良悪性の鑑別，悪性度の評価，再発・転移診断，治療の効果判定などに汎用されている。

- 肺結節の良悪性の鑑別においてFDG-PETは，CT検査よりも高い診断能を持つことが多くの研究により示唆されている。CTのみでは感度75％，特異度66％，正診率69％であるが，PET-CT検査では，感度94％，特異度86％，正診率88％と向上する[1, 2]。

- FDGの病変への集積は，半定量的指標として一般的に最大standardized uptake value (SUVmax) が用いられることが多く，SUVmaxが2.5を超えた場合には悪性腫瘍の可能性が高いとされているが，FDGは癌特異的なトレーサーではないことから，結果の解釈には注意を要し，偽陰性，偽陽性があることを認識する必要がある。FDG-PET検査の偽陰性は，腫瘍径が1cm以下，高血糖状態，細胞成分が少ない腫瘍，糖代謝活性が低い腫瘍で起こり，一方，偽陽性は感染・炎症性病変で起こりやすい。

- 原発性肺癌ではFDGの集積は，腫瘍サイズ，細胞密度，組織型，分化度などの影響を受けていることが知られている。組織型においては，肺腺癌は肺扁平上皮癌，小細胞肺癌と比べFDG集積が低い傾向にあり，肺腺癌の中でも高分化腺癌のFDG集積

120 7章 充実型病変を呈する病変の鑑別疾患

は低い。これは高分化腺癌の細胞成分が少なく，糖代謝活性が低い病理学的特徴を反映している。そのため，CT画像で限局性のすりガラス病変を示す腺癌ではFDG集積が低く，良悪性の鑑別にFDG-PETは有用とは言えない。

- 一方，低分化腺癌はFDG集積が高く，そのため充実型結節においてはFDG-PET検査は良悪性の鑑別に有用であり，その感度は72〜94％と報告されている[3]。また，SUVが肺腺癌の浸潤性と関係があることが報告されている[4]。我々も，肺腺癌においてSUVmaxと腫瘍浸潤に相関関係が認められたことを報告している[5]。このことから，充実型を呈する肺腺癌では良悪性の鑑別だけでなく，SUVmaxが術後再発の予後予測因子になるとの報告が多い。

2 PET-CTのピットフォール

- 上記のように，PET-CTは腫瘍の検出に優れた検査であるが，病変の糖代謝の程度を抽出したにすぎず，多くの偽陽性，偽陰性が生じうる。

症例1 70歳，女性，偽陽性――抗酸菌性肉芽腫

- 肺癌検診で胸部異常影を指摘され精査。喫煙歴なし。

  CT所見（図1A，B）：辺縁直線的な部位を伴い，一部は内に凸である。縦隔条件では造影効果を伴うが，一部に低吸収領域がある。

  FDG-PET所見（図1C，D）：病変にSUVmax6.23の集積を認める。

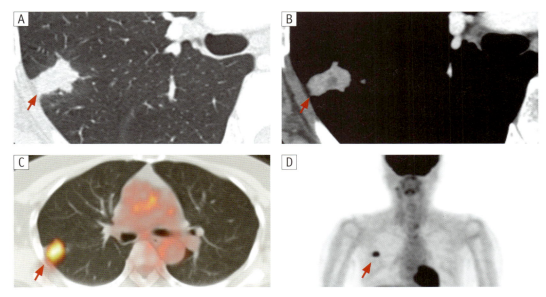

図1 抗酸菌性肉芽腫のCT画像（A：肺野条件，B：縦隔条件）およびFDG-PET画像（C，D）

- 糖代謝の高い良性病変は偽陽性として検出される可能性があり，活動性の炎症病変や抗酸菌，サルコイドーシスなどの肉芽腫性病変との鑑別は常に念頭に置いておく必要がある．PET-CTでFDGの集積を認める肺野孤立性病変が，確定診断目的で切除を行った結果，肉芽腫性病変であることはときどき経験する．抗酸菌性肉芽腫のSUVmaxは，平均値が5.05±1.56（2.5～7.6）で，全例がSUVmax2.5以上であったとの報告がある[6]．また，自験例においても切除された14例の抗酸菌性肉芽腫病変のうち，9例（64.3％）がSUVmax2.5以上であった．

鑑別のポイント
- 抗酸菌性肉芽腫において，FDG-PETは偽陽性となることが多く鑑別に有用な検査とは言えず，TS-CTでの評価が重要となる．
- 抗酸菌性肉芽腫の多くは3cm以下の結節であり，石灰化，周囲の散布性陰影が認められるなど特徴的な画像所見を示し，その頻度は石灰化が20～30％，散布性陰影が60～70％程度である[7～9]．空洞病変を伴うこともあるが，頻度は癌・非癌病変ともに40％程度で認められる．また縦隔条件では，多結節融合像や内部壊死による広範な低吸収域といった特徴的な画像所見を示す（図2）．
- しかし，炎症性病変の特徴である周囲散布巣を伴わない境界明瞭な孤立性結節影を呈し，肺癌と鑑別が困難な症例もあり，実際には画像所見のみでは鑑別に難渋する症例が少なくない．こういった症例では，経過観察により経時的変化をみて良悪性の鑑別診断を行う．

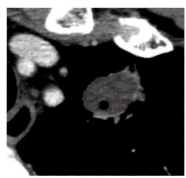 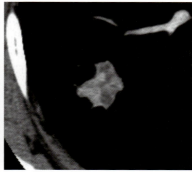 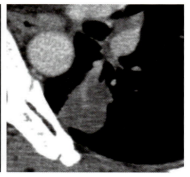

図2 抗酸菌性肉芽腫の縦隔条件でのTS-CT画像

症例2 62歳，女性，偽陰性――粘液産生腫瘍

- 肺癌検診で胸部異常影を指摘された．6カ月のCT経過観察では陰影不変．喫煙歴なし．
  CT所見（図3A，B）：周辺に境界不明瞭なすりガラス陰影を伴う結節がある．
  FDG-PET所見（図3C）：病変へのFDG集積なし．
  病理組織所見（図3D）：肺胞上皮置換性の腫瘍細胞を認め，腫瘍領域および周辺肺胞腔内に粘液を認める．

- 粘液産生性腺癌は，しばしば肺炎などの炎症性疾患との鑑別に苦慮することが多く，初診から診断までに時間を要することが多い。粘液産生性腺癌のCT画像所見は，肺胞腔内の粘液貯留を反映して含気が低下し，充実型の陰影・浸潤影を呈することが多い。自験例では25例の粘液産生肺腺癌のうち，すりガラス主体の含気型の画像は2例（8%）のみであり，多くが充実型の陰影であった。そのため，CT画像所見からは組織亜型の推定は困難であり，充実型の陰影であったとしても，病理学的には置換型腺癌であることもしばしばみられる。また，その病理組織型を反映して，充実型の陰影であっても経過観察における病変の変化が緩徐であることもしばしばみられる。

- FDG集積は，組織型，細胞密度，分化度の影響を受けることが知られており，CT画像ですりガラス主体の置換型腺癌ではPET-CTの有用性は低い。充実型の陰影の良悪性の鑑別においてFDG-PETは有用な検査法ではあるが，粘液性の置換型腺癌はCT画像で充実型の陰影であったとしても，FDG集積が乏しいことがあることを認識しておく必要がある。粘液性腺癌の82%で，FDG-PET検査が偽陰性であったとする報告がある[10]。

- 自験例では，浸潤径5mm以下の微少浸潤性もしくは非浸潤性腺癌の全例でSUVmaxが2.5未満の低集積であった。一方，浸潤性粘液性腺癌の多くでFDGの集積を認め，SUVmaxが腫瘍の浸潤性を反映していることが示されている。

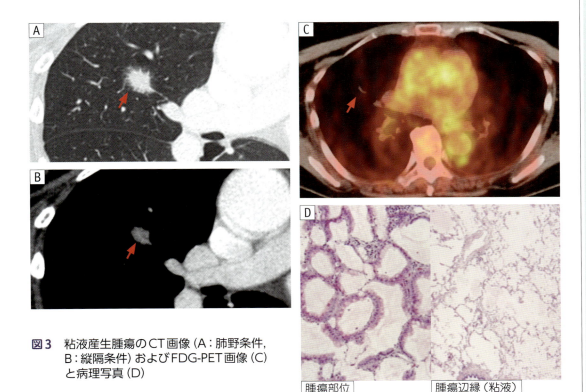

図3 粘液産生腫瘍のCT画像（A：肺野条件，B：縦隔条件）およびFDG-PET画像（C）と病理写真（D）

鑑別のポイント

- 粘液性腺癌の中でも特に非浸潤性粘液性腺癌においては，FDG-PET検査で偽陰性となることが多く，良悪性の判断には注意を要する。また，粘液性腺癌のTS-CT画像所見は一見肺炎様にみえる症例があることから，肺炎との鑑別に苦慮する症例も少なくない。

- 非癌病変と悪性腫瘍とのTS-CT画像所見における鑑別においては，辺縁所見が重要なポイントの1つである。一般的に，直線的な辺縁を有する陰影は炎症であることが多い。しかしながら，粘液性腺癌では腫瘍周囲に産生された粘液が小葉間隔壁で境され，直線的な辺縁を示す症例が少なくない。

- 陰影内に造影された正常血管が確認されるCT angiogram signは，粘液性腺癌の所見として有名ではあるが，悪性リンパ腫や粘液が多い肺炎でも認められる所見である。CT angiogram signが確認される頻度は，肺炎・粘液性腺癌ともに30%程度との報告がある[11]。

- 多量の浸潤液が充満すると肺葉は拡張し重量が増加し，葉間を圧排するbulging fissure signが認められる。このbulging fissure signは肺炎型の粘液性腺癌に多い特徴とされているが，大葉性肺炎でも認められる。

- これらのことからも，画像のみでの鑑別は困難であることも多く，発熱等の臨床所見と併せて判断することが重要である。

- 上記のような症例では，経過観察により経時的変化をみることも良悪性の鑑別診断に有用である。炎症所見が乏しく，経過で消えない陰影については，一見炎症様であっても粘液性腺癌を鑑別に挙げておく必要がある。

文献

1) Lardinois D, et al：N Engl J Med. 2003；348(25)：2500-7.
2) Vansteenkiste J, et al：Lancet Oncol. 2004；5(9)：531-40.
3) Gould MK, et al：Chest. 2013；143(5 Suppl)：e93S-e120S.
4) Deng SM, et al：PLoS One. 2015；10(6)：e0129028.
5) Murakami S, et al：Eur J Radiol. 2010；75(2)：e62-6.
6) Demura Y, et al：Eur J Nucl Med Mol Imaging. 2009；36(4)：632-9.
7) Lee KS, et al：AJR Am J Roentgenol. 1993；160(4)：753-8.
8) Hahm CR, et al：Lung. 2010；188(1)：25-31.
9) Goo JM, et al：Radiology. 2000；216(1)：117-21.
10) Shim SS, et al：Ann Nucl Med. 2010；24(5)：357-62.
11) Jung JI, et al：Br J Radiol. 2001；74(882)：490-4.

—— 村上修司

8章 肺癌を見落とさないための肺野病変の質的診断

20 肺癌のサインは？ 組織型別の特徴的なサインは？

POINT

▶ 肺癌を見落とさないための肺野病変（ここでは主に孤立性肺結節）における注意すべきサイン，チェックポイントとしては，以下の6つが挙げられる。
① 結節の周囲既存構造（主に肺血管や気管支）との関係
② 結節の辺縁性状
③ 周囲既存肺との境界が鮮明か不鮮明か
④ 病変辺縁が整か不整か
⑤ 胸膜陥入像，ノッチ，スピキュラの有無
⑥ 結節のサイズ

1 病変周囲との関与形態を解析し鑑別する

- 病変周囲の肺血管や気管支との関与形態の解析は，病変の進展形式を類推するのに非常に有用である。肺血管や気管支の末梢性収束を伴いながら進展する形式の肺腺癌では，経過とともに周囲の肺血管や気管支の収束像が観察される（図1）。
- 一方，低分化型の肺腺癌や末梢型の扁平上皮癌，小細胞癌，大細胞神経内分泌癌，カルチノイドなどでは腫瘍が周囲の肺血管および気管支を圧排しながら進展する形態を示す（図2）。
- また，末梢肺領域においては，肺動脈と肺静脈を鑑別し，結節との関与形態を解析することにより，小葉単位にとどまる病変であるのか，それとも小葉間隔壁を越えて複数の小葉単位に広がる病変であるのかがわかり，さらには良悪性の鑑別にも役立つことがある（図3）。

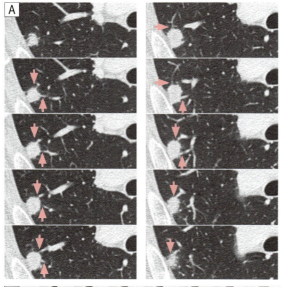
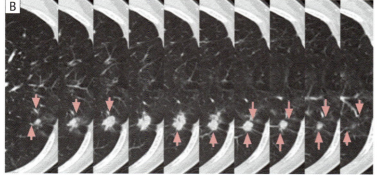

図1 CT画像で観察される収束像
A, Bいずれも矢印は結節（肺腺癌）の腹側および背側から関与する肺血管と気管支の収束像を示している。

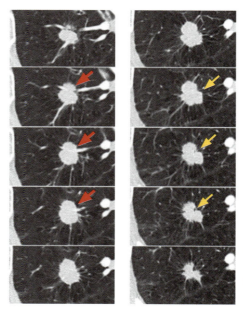

図2 CT画像でみられるスピキュラ（➡）とノッチ（➡）
➡は結節（低分化腺癌）へ肺血管が関与する凹み部分（ノッチ）を示している。

8章 肺癌を見落とさないための肺野病変の質的診断

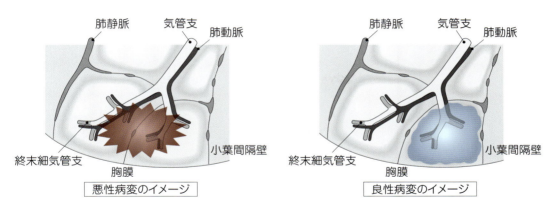

図3 小葉間隔壁との関係性

2 周囲既存肺との境界や病変辺縁の所見で鑑別する

- 周囲既存肺との境界が鮮明か不鮮明か，また病変辺縁が整か不整かの所見もまた良悪性の鑑別に役立つ。たとえば，病変全体がいわゆるすりガラス濃度を示すような比較的早期の肺腺癌などでは，周囲既存肺との境界は鮮明であることが多く（図4），一方で同様なすりガラス濃度を呈する局所的な炎症では，周囲既存肺との境界は不鮮明なことが多い（図5）。
- また，病変の辺縁性状では整か不整かの判別が重要である。肺血管や気管支の末梢性収束を示すような肺腺癌などでは，辺縁は不整を呈することが多い（図6）。一方で，周囲への圧排増殖を示す低分化腺癌やカルチノイド，過誤腫などは辺縁整なことが多い（図7）。

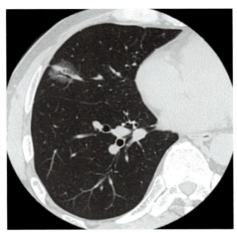

図4 早期肺腺癌のCT画像でみられるすりガラス陰影
すりガラス陰影の辺縁は周囲既存肺との境界を比較的鮮明に追うことができる。

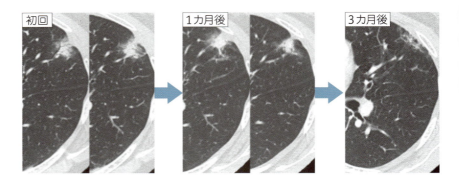

図5 局所性炎症例の初回およびその後のCT画像比較
左肺舌区末梢の結節は経過とともに消退傾向を示している。**図4**のすりガラス結節と比べて不鮮明な辺縁を呈している。

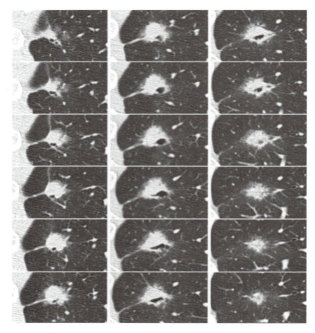

図6 肺腺癌のCT画像
すりガラス結節は不整な辺縁を呈している。

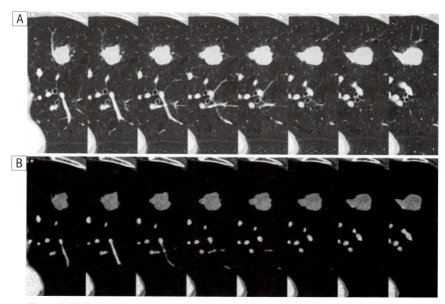

図7 低分化腺癌のCT画像
Aは肺野条件画像，Bは縦隔条件画像。分葉状形態を示しており，辺縁は比較的整。

3 胸膜陥入像，ノッチ，スピキュラの有無で鑑別する

- 胸膜陥入像やノッチ，スピキュラの有無も注目すべき辺縁の所見である。スピキュラ，胸膜陥入像は癌が収束し，周囲既存肺や近傍した胸膜を引き込むために形成されるものである（図8）。

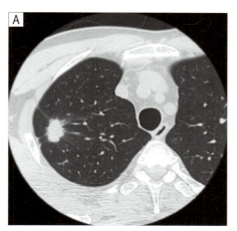
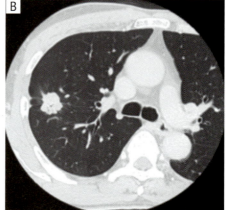

図8 CT画像でみられる胸膜陥入像とスピキュラ
A，Bともに周囲既存構造（胸膜や肺血管）を強く引き込む所見がみられる。辺縁には棘状突起（スピキュラ）を認めている。

■一方，低分化腺癌や末梢型の扁平上皮癌，カルチノイドなどでは病変辺縁が分葉状形態を示す所見が比較的よくみられ，CTスライス厚が1mm前後のthin-section CT（TS-CT）では分葉の境目に肺血管の関与（いわゆるノッチ）が確認できることがある（図2）。

4 結節のサイズで鑑別する

■結節のサイズも悪性病変を示唆する重要なサインの1つである。一般的にサイズが大きい結節ほど悪性病変の可能性が高まることは感覚的に理解できるかと思われる。

■これを裏付けるデータとして過去の幾つかの論文においては，非石灰化結節に関してサイズが大きければ大きいほど，悪性の可能性が高いとされている。その頻度は，結節サイズが5mm未満では0〜1％，5〜10mmでは6〜28％，10〜20mmでは33〜64％，20〜30mmでは64〜82％，30mmを超える結節では93〜97％との報告がある[1]。

文 献
1）Wahidi MM, et al：Chest. 2007；132（3 Suppl）：94S-107S.

――――――――――近藤哲郎

21 thin-section CT（TS-CT）を用いた内部構造の解析と比較読影の重要性

POINT
- ▶ 内部構造では，石灰化や脂肪成分の有無，気管支透亮像の有無，さらに造影CTならば造影効果の有無も重要なポイントである。
- ▶ 以前のCT画像がある場合，それが自院でなく他院での検査画像であっても取り寄せる努力を惜しまず今回の画像と比較読影することは非常に重要である。

1 石灰化の読影

- 石灰化の存在は良性病変，特に陳旧性炎症性病変を強く示唆する所見である（図1）[1]。しかし頻度は低いものの，肺癌であっても石灰化を伴うことがある[2]ことを忘れてはならない（図2）。

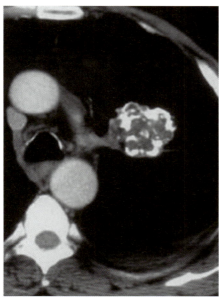
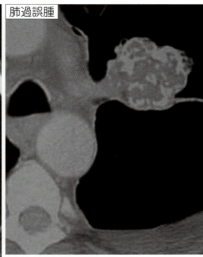

図1 良性石灰化（肺過誤腫）のCT画像
ポップコーン状石灰化を呈する典型例。

（文献1より転載）

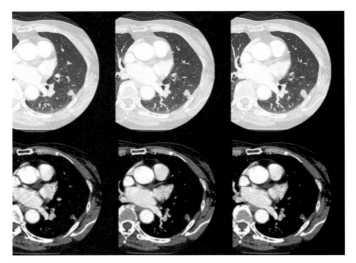

図2 石灰化を伴う悪性病変（肺腺癌）のCT画像
粒状石灰化を伴う肺腺癌がみられる。

2 気管支透亮像の読影

- 末梢性収束を呈するような肺腺癌では，病変内部に気管支透亮像を伴うことがある（**図3**）。しかし，気管支透亮像は癌に特異的な所見ではなく，局所的な炎症性病変でもみられる。

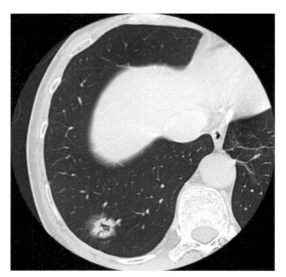

図3 気管支透亮像（すりガラス陰影）のCT画像
すりガラス結節の内部に拡張した気管支透亮像がみられる。

3 比較読影によって病変の増大傾向を把握する

- 前回みられない病変が新たに出現している場合，精査を行うべき大きな端緒となる。仮に一時点での画像所見のみで良悪性の鑑別が困難であっても，比較読影によってわずかな増大傾向を確認することができれば，積極的に確定診断を下すきっかけとなることもある（図4）。
- 最近多くの施設において行われている胸部CT検診では，比較的数多くの小結節が見つかる。そのため，検診で結節影が指摘された場合，前回のCT画像など過去の画像と比較し結節の増大傾向をとらえることが重要である。悪性病変の診断に役立つだけでなく，肺癌の成り立ちやnatural historyを解明するという意味でも意義がある[3]。

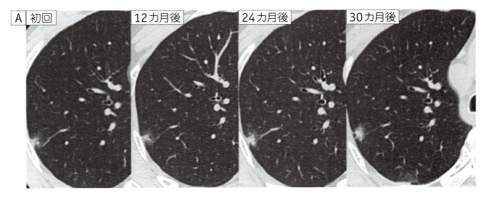

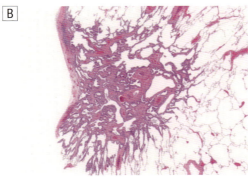

図4 結節増大例のCT画像（A）および病理写真（B）

当初は淡いすりガラス結節であったものが，経過とともに内部濃度が上昇し，胸膜との間に胸膜陥入像が出現している（A）。病理学的にはadenocarcinoma *in situ* であった（B）。

文献
1) Khan AN, et al：Ann Thorac Med. 2010；5(2)：67-79.
2) Mahoney MC, et al：AJR Am J Roentgenol. 1990；154(2)：255-8.
3) Kakinuma R, et al：Radiology. 1999；212(1)：61-6.

近藤哲郎

22 造影剤を使用したCTは鑑別に役立つのか

POINT
▶ 縦隔条件画像における病変の造影効果の程度を解析することは，良悪性の鑑別に非常に役に立つ。

1 ダイナミック造影CTを用いた孤立性肺結節の良悪性の鑑別

- Swensenらは，ダイナミック造影CT（図1）を用いた孤立性肺結節の良悪性の鑑別に関するprospectiveな研究結果を報告している[1]。
- ヨード造影剤を急速静注後に，縦隔条件画像における肺結節内部の関心領域CT値を毎分測定し造影前と比較する。造影前と造影後のCT値の差が15 HU未満なら良性である可能性がきわめて高いと推測される。ただし15 HU以上の場合には，良性および悪性いずれの病変においてもみられるため鑑別は困難である。

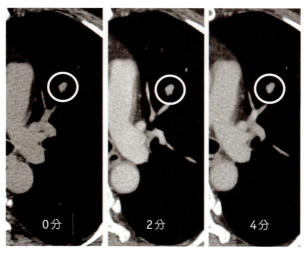

図1 小型肺腺癌（左肺上葉）のダイナミック造影CT画像
造影後2分と4分の画像では結節内部の造影効果がみられる。

2 造影剤使用時の注意点

- 良性病変では肺内リンパ節などが造影されることがある（図2）。また，悪性病変では，壊死を伴った低分化な肺癌や粘液産生性の細気管支肺胞上皮癌などにおいて造影効果が乏しいことなどを十分理解しておく必要がある（図3）。

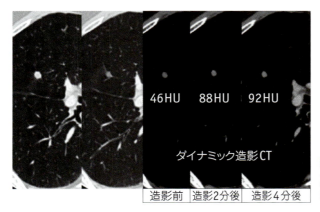

図2 肺内リンパ節のダイナミック造影CT画像
肺内リンパ節は造影効果のみられるものがある。図のHU値は結節の平均CT値を示している。

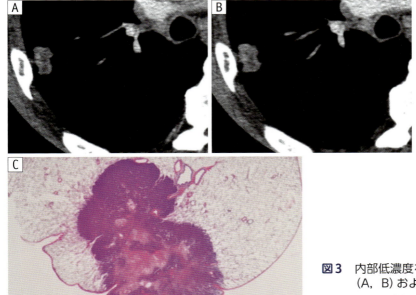

図3 内部低濃度を呈する結節の造影CT画像（A，B）および病理写真（ルーペ像）（C）
低分化腺癌の縦隔条件CT画像（A，B）では内部低濃度を呈している。病理写真（ルーペ像）（C）では腫瘍内部の壊死像がみられる。

文献
1) Swensen SJ, et al：Radiology. 2000；214(1)：73-80.

近藤哲郎

23 癌薬物療法で起こる薬剤性肺障害

POINT
- ▶ 癌に対する薬物療法によって起こる臓器障害の1つである。
- ▶ 肺間質の浮腫や細胞浸潤によるガス交換能低下により息切れが起こる。
- ▶ 薬物によって典型像は異なっているが，休薬とステロイド治療が基本である。

1 薬剤性肺障害は癌薬物療法による最も重要な臓器障害(表1)

- 肝障害，皮膚障害などと同様，薬剤による頻度の比較的高い臓器障害である。
- 癌薬物療法では，パクリタキセル(アブラキサン®，タキソール®など)やゲムシタビン(ジェムザール®など)，テガフール・ギメラシル・オテラシルカリウム配合剤(ティーエスワン®)などの殺細胞性抗癌薬，ゲフィチニブ(イレッサ®)，オシメルチニブ(タグリッソ®)などの分子標的薬，ニボルマブ(オプジーボ®)などの免疫チェックポイント阻害薬，いずれの系統の薬剤でも発症する。
- どの薬剤でも発症者のうち一定の死亡リスクがあるため，早期発見と治療が重要である。

表1 癌薬物療法による肺障害

- 化学療法による組織毒性の1つ
- 発症頻度：低い(1%未満〜5%程度)
- 発症機序：不明
    - 直接細胞障害
    - 免疫・アレルギー反応
- 症状
    - 乾性咳嗽，息切れ(労作時)，発熱
- 経過
    - 様々(後遺症なく回復〜致死的)
- 発症危険因子
    - 肺癌：肺線維症合併(男性・喫煙歴)
    - その他の癌：不明

2 肺の間質とは

- 正常な肺では，その容積のほとんどは肺胞内の空気が占めている。その肺胞の壁を形づくる肺胞上皮細胞の間隙を肺間質と呼び，その中に毛細血管が含まれる（図1，2）。
- 通常，肺胞腔と間質の毛細血管の距離は短く，酸素と二酸化酸素のガス交換は容易であるが，間質に炎症が起こると，リンパ球などの細胞や水の滲出により，物理的，化学的に酸素，二酸化炭素の移動が困難となり，呼吸困難症状が出現する（図2）。

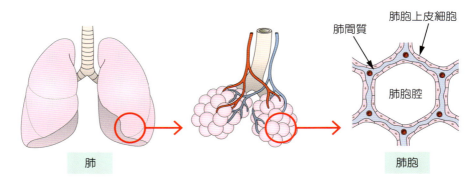

図1 肺の間質

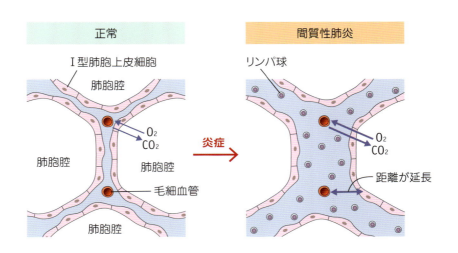

図2 肺間質と炎症
肺胞腔と毛細血管の物理的な距離が延長することによりガス交換が困難となる。

3 間質性肺炎からの回復と線維化

- 間質性肺炎と診断された場合は，症状が乏しく陰影が限局的であっても，いったん休薬を行う。
- 息切れ症状の出現，あるいはCT画像の悪化などが認められたら，副腎皮質ホルモン（ステロイド）治療を開始する。
- 治療によって回復がみられる場合は，速やかに炎症細胞や浮腫が消退すると考えられるが，回復が遅延する場合は，炎症後の線維化変化が既に広がっている可能性がある（図3）。
- 実際の治療にあたっては，薬剤ごとに推奨される治療方法が異なるので，それぞれの薬剤のガイドラインを確認する。

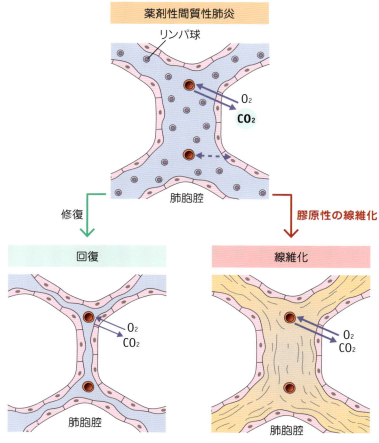

図3　炎症からの回復と線維化

加藤晃史

9章 今話題の分子標的薬や免疫チェックポイント阻害薬の肺障害

24 EGFRチロシンキナーゼ阻害薬による肺障害

POINT
- 日本人に多く，びまん性肺胞障害をきたしやすい。
- 薬物投与早期に起こりやすく，死亡リスクも高い。
- 牽引性気管支拡張が生じると肺が縮み，呼吸障害を起こす。
- 肺胞上皮の修復能に関与する遺伝子変化と関連している。

1 効果が高いがびまん性肺胞障害をきたすことがある

- 上皮成長因子受容体（epidermal growth factor receptor；EGFR）遺伝子変異を有する肺癌患者の治療薬であるEGFRチロシンキナーゼ阻害薬は，他の治療薬よりも効果が高く，重要な標準治療薬となっている。一方，約5％の患者に肺障害（間質性肺炎など）が起こり，そのうち3分の1が致死的である。
- CT画像ではすりガラス陰影，浸潤影がびまん性に出現し，病変部が縮む結果，牽引性気管支拡張像を示す「びまん性肺胞障害（DAD）」パターンを呈することがある（図1）。
- 肺胞レベルでのガス交換障害と，肺コンプライアンスの低下により，I型呼吸不全を呈する。

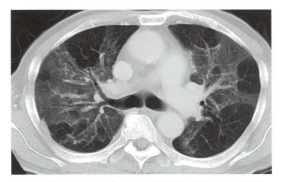

図1 ゲフィチニブによる間質性肺炎のCT画像
両側肺にすりガラス陰影を主体とした浸潤影がびまん性に出現し，牽引性気管支拡張像を示している。

2 投与早期に発症が集中し日本人にだけ多い

- EGFRチロシンキナーゼ阻害薬による肺障害は，投与早期が最も発症リスク，死亡リスクとも高く，経過とともにリスクが減少する（図2）[1]。
- EGFR遺伝子変異の存在割合は日本のみでなく，韓国や中国を含めた東アジアで等しく高く，東南アジアがそれに続いている。一方，肺障害のリスクは日本でのみ高く，日本以外の東アジアを含め，海外では同様の現象はほとんどみられない。
- 日本人の肺癌患者に多く，投与早期に重篤な障害を引き起こすという特徴から，何らかの遺伝子異常が基礎にあることが想定され，大規模な臨床研究が国内で行われた。現在までにⅡ型肺胞上皮によるサーファクタント分泌の経路に関わる遺伝子異常が同定され，肺障害の原因遺伝子である（肺胞上皮の修復能に関与する遺伝子変化と関連している）可能性が示唆されている。

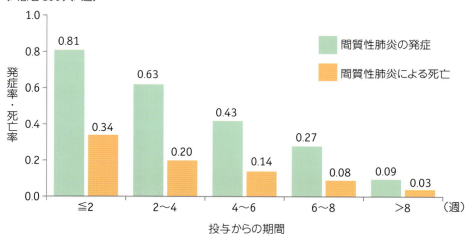

図2 EGFRチロシンキナーゼ阻害薬による間質性肺炎――投与からの期間と発症・死亡リスク

（文献1より引用）

文献
1) Gemma A, et al: Cancer Sci. 2014; 105(12): 1584-90.

――加藤晃史

9章 今話題の分子標的薬や免疫チェックポイント阻害薬の肺障害

25 免疫チェックポイント阻害薬の肺障害

POINT

▶ 免疫チェックポイント阻害薬はTリンパ球を活性化する。

▶ 肺障害はTリンパ球による過剰な免疫反応と考えられる。

▶ 腫瘍や感染など病変周囲にすりガラス陰影や浸潤影が出現しやすい。

▶ ステロイド反応性はよいが，再悪化の危険もあり緩徐な減量が必要である。

1 新しい癌薬物療法：免疫チェックポイント阻害薬

■ 免疫チェックポイント阻害薬(immuno checkpoint inhibitor；ICI) は従来の癌薬物療法である細胞傷害性抗癌薬や分子標的薬と異なり，癌免疫に関わるTリンパ球の再活性化を惹起させることで抗癌作用が働く。

■ 抗PD-1 (programmed death-1) 抗体は黒色腫や非小細胞肺癌をはじめ多くの癌腫での効果が確かめられ，次々と適応症が追加されている(**表1**)。

■ ICIの有害事象の多くは薬剤そのものによる臓器障害ではなく，Tリンパ球の再活性化を契機とした免疫システムを介した免疫関連有害事象として出現する(**表2**)。

表1　癌薬物療法

- 細胞傷害性抗癌薬／化学療法薬
  化学／chemical
  DNA障害
  細胞分裂障害
- 分子標的薬
  分子生物学／molecular biology
  細胞内シグナル伝達障害
- 免疫チェックポイント阻害薬
  免疫生物学／immuno-oncology
  生体内反応活性化

表2　免疫関連有害事象

- 活性化したリンパ球
  目的外（癌以外）臓器で反応
- ICIはTリンパ球に作用
  Bリンパ球（抗体産生）系も活性化
- 自己免疫疾患に類似
  本来の自己免疫疾患とは病像が少し異なる
- 治療ストラテジー
  ステロイド→免疫抑制薬で可逆性を期待
  内分泌・代謝はホルモン補充を優先

2 肺臓炎も免疫関連事象として出現

- ICIによる肺障害のCT画像上の特徴として，器質化肺炎パターンを示すものが多い。
- 図1は，肺転移を有する腎癌患者に対してICIが投与され出現した肺臓炎のCT画像である。非区域性，斑状に分布する浸潤影が多発し，乾性咳嗽と低酸素血症がみられた。メチルプレドニゾロン投与により速やかに症状，陰影とも消失した。
- 器質化肺炎パターンのほか，急性過敏性肺臓炎様びまん性すりガラス陰影，急性間質性肺炎パターンなどを呈することもある。
- 抗PD-1抗体による肺臓炎発症は約5％の患者にみられる。
- 休薬ならびにステロイド投与により軽快することが多いが，急速なステロイド減量を行うと再燃のリスクも高い。
- 肺臓炎発症者の1割程度は致死的となっており，早期発見と十分なステロイド投与が必要と考えられている。
- 当院の解析では，免疫関連有害事象が出現した患者ではICIの効果が高かった可能性が高い，という結果が出ており，単に薬剤の有害反応と考えるだけでなく，効果が期待される患者に有害事象が出現しやすい可能性があると考えられる（図2）[1]。
- 薬剤の効果を最大化するために，有害事象管理はきわめて重要である。

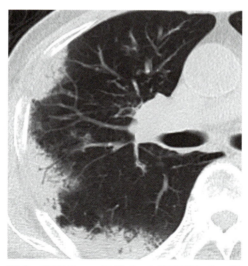

図1　免疫チェックポイント阻害薬による肺障害

CT画像では右上葉から下葉にかけてすりガラス陰影を伴う浸潤影がみられ，内部に気管支透亮像も確認される。

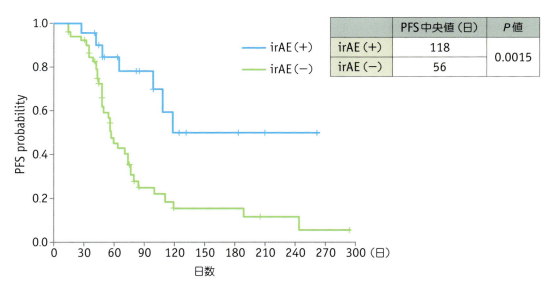

図2 免疫チェックポイント阻害薬の有害事象と効果
irAE：自己免疫疾患関連副作用
PFS：無増悪生存期間

文 献
1) 村上修司, 他：肺癌. 2016;56(6):797.

加藤晃史

10章 肺癌を見落とさないためのまとめ——各所見の重要な項目・鑑別の方法・経過観察の重要性など

26 肺結節の辺縁性状，内部性状の評価

POINT
- スピキュラは肺腺癌をしばしば示すが，良性病変でもみられる。
- 直線的な辺縁，多発粒状の辺縁は特徴的であり，診断のヒントになる。
- 良性石灰化や脂肪成分を有する結節は放置あるいは緩やかな経過観察で対応できる。

1 肺結節の分類——肺野条件での内部性状による

- 肺結節はまず内部性状により，すりガラス成分のみで構成されるすりガラス結節 (pure GGN)（**図1A**），すりガラス成分と充実成分が混在している部分充実型結節 (part-solid type, part-solid GGN)（**図1B**），充実成分のみで構成される充実型結節 (solid type)（**図1C**）に分けられる。

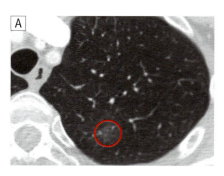

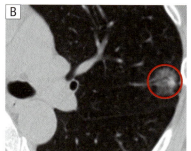

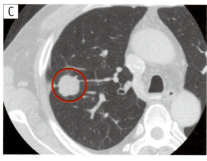

図1 肺野条件 (TS-CT画像) での内部性状による肺結節（赤丸内）の分類
A. すりガラス結節。異型腺腫様過形成。
B. 部分充実型結節。微少浸潤性腺癌。
C. 充実型結節。充実型腺癌。

- すりガラス成分とは，肺血管が描出可能な程度のもの（＝すりガラス陰影）を言う。
- 充実成分とは，コンソリデーションとほぼ同様で肺血管が同定困難な程度のものと定義される。縦隔条件でみえるものを充実成分とする考え方もあるが，「肺癌取扱い規約」第8版では肺野条件で充実成分を計測することとされているので，肺野条件で血管を目安に視覚的に判断することになる。

内部性状による分類で想定される組織型と鑑別診断

- 肺結節の内部性状による分類で，想定される組織型と鑑別診断が異なる。
- すりガラス結節，すりガラス成分主体の部分充実型結節は，肺癌の場合は置換型腺癌を基本的に想定する。
- CT画像の充実成分は病理学的浸潤成分と必ずしも一致はしないが，浸潤の可能性のある構造として，同部の長径を計測する。肺癌の場合は増殖速度の遅いものが主体となる。鑑別は肺炎（図2）／器質化肺炎，リンパ腫（図3）などが挙がり，経過観察にて消失するものが多い。
- 充実型結節，すりガラス成分をわずかに伴う充実型結節では，肺癌の場合は浸潤癌を想定し，すりガラス成分の対応構造も置換型肺腺癌に加えて，粘液（図4），炎症，出血，リンパ球浸潤などの可能性も考慮される。置換型肺腺癌，非置換型肺腺癌およびその他の組織型の肺浸潤癌が多くここに含まれることになり，急速増大する肺癌が含まれる。
- 鑑別には肺炎（図5）／器質化肺炎，真菌症（図6），抗酸菌症，肺結核腫（図7），良性腫瘍（図8），肺内リンパ装置，リンパ腫などが挙がり，経過観察で消失するものは少ない。

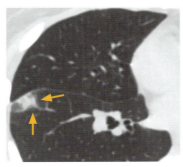

図2 肺炎のTS-CT画像
直線的な辺縁（➡）を有する部分充実型結節で，1カ月後に消失した。

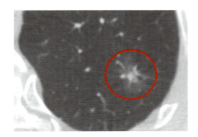

図3 MALTリンパ腫のTS-CT画像
部分充実型結節で，辺縁に明らかな多発粒状病変は指摘できない（赤丸内）。

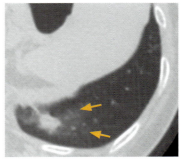

図4 乳頭型腺癌のTS-CT画像
置換型腺癌成分はなく，辺縁不明瞭なすりガラス成分（➡）は粘液による。

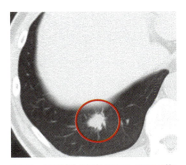
図5 器質化肺炎のTS-CT画像
結節（赤丸内）は3カ月後に消失。

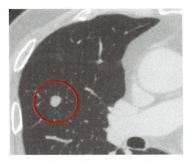
図6 肺クリプトコッカス症のTS-CT画像
辺縁明瞭・平滑な充実型結節が認められる（赤丸内）。

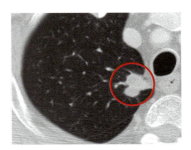
図7 肺結核腫のTS-CT画像
辺縁明瞭・不整な充実型結節が認められる（赤丸内）。

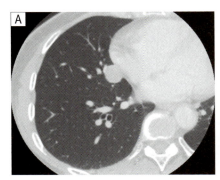
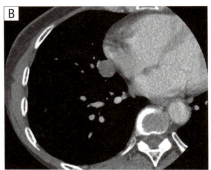
図8 過誤腫のCT画像（A：TS-CT，B：TS-CT縦隔条件，造影）
辺縁明瞭・平滑な充実型結節で，石灰化や脂肪成分はない。

2 肺結節の辺縁──肺野条件での評価

辺縁性状の評価（辺縁明瞭，辺縁不明瞭）

- 正常肺と結節性病変の境界（border）を以下の2つに評価する。
  ①辺縁明瞭：結節の境界を明確にたどれるもの（図8，図9，図10）
  ②辺縁不明瞭：結節の境界を明確にたどれないもの（図4，図11）
- X線写真で辺縁明瞭（鮮明）な結節は，CT画像でも辺縁平滑な円形～楕円形充実型結節として認められる。一方，X線写真で辺縁不明瞭（不鮮明）な結節は，CT画像では辺縁不整な充実型結節と部分充実型およびすりガラス結節など様々な形状を示し，辺縁平滑な円形～楕円形充実型結節もしばしば辺縁不明瞭（不鮮明）となりうる。
- CT画像では充実型結節は境界鮮明なものが主体であり，境界不鮮明となる場合は随伴する炎症，出血，粘液などの修飾による。部分充実型およびすりガラス結節の辺縁

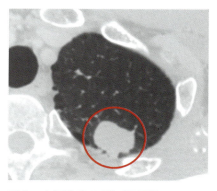

図9　小細胞癌のTS-CT画像
辺縁明瞭な充実型結節が認められる（赤丸内）。

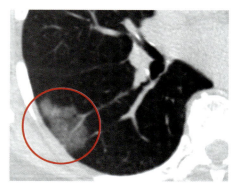

図10　乳頭型腺癌のTS-CT画像
辺縁明瞭なすりガラス結節が認められる（赤丸内）。

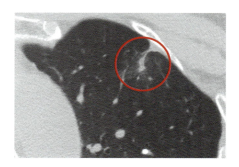

図11　置換型腺癌のTS-CT画像
辺縁不明瞭な部分充実型結節が認められる（赤丸内）。

明瞭なすりガラス陰影は置換型腺癌に合致するが，辺縁不明瞭なすりガラス陰影を呈するものもしばしばある。辺縁不明瞭なすりガラス陰影は置換型腺癌とは限らず，二次性陰影（炎症，粘液，出血，リンパ球浸潤など）の可能性も考慮する必要がある（図4）。

辺縁性状の評価（辺縁平滑，辺縁不整）

- 結節辺縁全周（margin）の性状を以下の2つに評価する。
  ①辺縁平滑：周囲肺組織との境界が滑らかなもの
  ②辺縁不整：凹凸によって周囲肺組織との境界が不規則なもの
- 辺縁平滑な充実型結節の場合は過誤腫（図8）などの良性腫瘍の可能性が高くなるが，圧排増殖型肺癌（図9）や転移性肺腫瘍でも辺縁平滑となり，原発性肺癌の20％ほどが辺縁平滑になるとされる。良性石灰化や脂肪成分がない場合には辺縁平滑でも経過観察が必要で，最終的に悪性の可能性を除外できないものに対しては気管支鏡や切除が検討される。
- 辺縁不整な充実型結節は肺癌でしばしばみられるが，炎症性結節も同様の形態をしばしば呈する（図5）。これらの鑑別にはやはり経過観察が必要となる。スピキュラは辺縁不整の顕著なもので，結節の辺縁から周囲に向かって棘状・線状に突出する構造で，

典型的なスピキュラは肺癌を示す（図12）ことが多いが，その他の癌や炎症性変化を中心とする良性病変（図13）でもみられることがある。

- 辺縁平滑な結節は円形・楕円形や多角形の形状，辺縁不整な結節は分葉状，不整形の形状となる。分葉状結節の凸と凸の間の凹部の切れ込みをノッチと呼び，より厳密には切れ込みの部分に血管・気管支が存在するものを指す（図14）。より悪性であることを示す所見である。
- 直線的な辺縁は小葉間隔壁で病変の境界を示し，炎症性変化でみられ，内側に凸の辺縁は軽い収縮傾向から感染後器質化肺炎（図15）などの炎症性変化を示すことが多いが，腫瘍でも稀にみられる（図16）。
- 一見，部分充実型結節に類似するが，多発粒状の辺縁（galaxy signに対応）を有する結節の場合はMALTリンパ腫（図17）やサルコイドーシス（図18）の可能性を強く考慮すべきである。

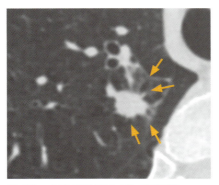

図12 充実型腺癌のTS-CT画像
スピキュラ（➡）が認められる。

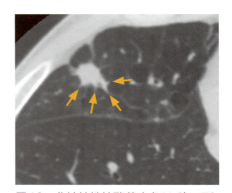

図13 非結核性抗酸菌症（MAC）のTS-CT画像
良性病変でもスピキュラ（➡）が認められる。

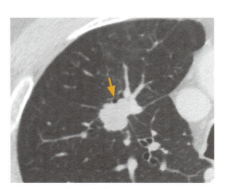

図14 充実型腺癌のTS-CT画像
辺縁の分葉の凹部に気管支・血管が存在しており（➡），ノッチである。

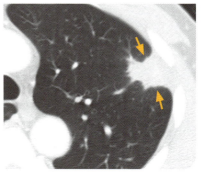

図15 感染後器質化肺炎のTS-CT画像
結節は3カ月後に消失。内側に凸の直線的な辺縁を伴う（➡）。

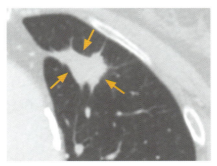

図16 乳頭型腺癌のTS-CT画像
内側に凸の直線的な辺縁（➡）を持つ。

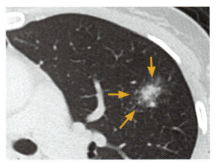

図17 MALTリンパ腫のTS-CT画像
結節辺縁に多発粒状病変（➡）を伴う。

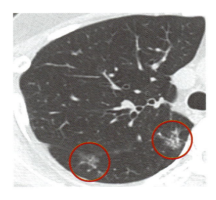

図18 サルコイドーシスのTS-CT画像
2個の結節は多発粒状病変の集簇である（赤丸内）。

3 肺結節の内部性状──縦隔条件での評価

- 結節の縦隔条件での内部性状による良悪性の鑑別は充実型結節で行われる。
- 良性石灰化としてはびまん性，中心性，層状，ポップコーン状が知られており，主に結核腫（図19）や過誤腫（図20）を示す。

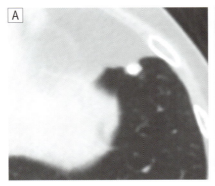
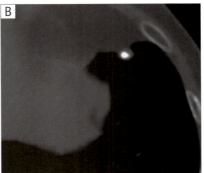

図19 結核腫のTS-CT画像
結節全体が石灰化している。Bは骨条件。

- 原発性肺癌の石灰化は比較的稀で，すりガラス陰影主体の肺腺癌ではさらに頻度が低い。不明瞭，点状，網状石灰化は悪性でみられる（図21）。壊死による異栄養性石灰化，腫瘍が分泌するカルシウム沈着，きわめて稀に骨化により石灰化がみられる。点状石灰化の場合，既存の良性石灰化を腫瘍が巻き込んだものの可能性があり，しばしば偏心性に存在する。よって石灰化は良性石灰化のみに診断的意味がある。
- 結節内の明確な脂肪成分の存在はほぼ過誤腫を示す（図22）。

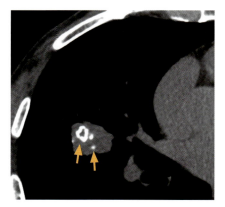

図20 過誤腫のTS-CT縦隔条件（単純）画像

結節内にポップコーン状石灰化（➡）を認める。

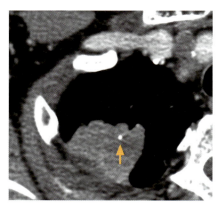

図21 大細胞神経内分泌癌のTS-CT縦隔条件（単純）画像

結節内に点状石灰化（➡）を認める。

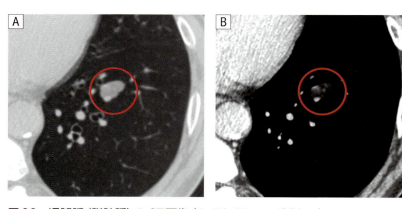

図22 過誤腫（脂肪腫）のCT画像（A：TS-CT，B：造影CT）

負門克典

10章 肺癌を見落とさないためのまとめ──各所見の重要な項目・鑑別の方法・経過観察の重要性など

27 周囲の既存構造と病巣の関係をどう把握するのか

POINT
- ▶ 肺静脈が中心部に引き込まれる結節では肺癌（特に肺腺癌）を強く考慮する。
- ▶ 気管支・肺動脈周囲分布結節はすりガラス成分を有する肺腺癌でしばしばみられる。
- ▶ 気管支閉塞所見を有する結節は悪性腫瘍の可能性が高い。
- ▶ 肺血管・気管支の収束像は主に肺腺癌でみられる。
- ▶ 胸膜陥入像は主に肺腺癌でみられるが，その他の組織型や良性結節でもときにみられる。
- ▶ 娘結節を有する充実型結節の場合，抗酸菌症の可能性が上昇するが，本体の結節自体の肺癌の可能性についても検討しなくてはならない。

1 肺静脈を引き込む結節と気管支・肺動脈周囲分布結節

- ■ 肺静脈を引き込む結節は古典的肺腺癌所見（図1）として重要である。肺静脈が結節中央部に引き込まれる充実型結節では肺癌（特に肺腺癌）を強く考慮する。
- ■ 気管支・肺動脈周囲分布結節はすりガラス成分を有する肺腺癌でしばしばみられ（図2），肺炎や器質化肺炎と類似しうるが，経過観察にて鑑別できる。

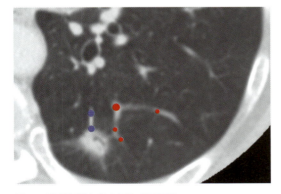

図1 乳頭型腺癌のTS-CT画像
結節中心部に肺静脈を引き込む充実型結節で，辺縁のスピキュラと拡張細気管支による内部空洞を有する。
肺動脈を●，肺静脈を●で示した。

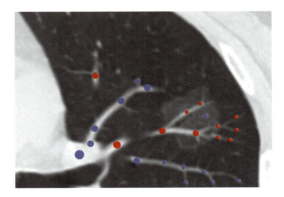

図2 微少浸潤性肺腺癌のTS-CT画像
辺縁明瞭なすりガラス結節中心部を肺動脈が走行している。太い肺静脈は結節辺縁部に配置しており，結節内に引き込まれていない。
肺動脈を●，肺静脈を●で示した。

27 周囲の既存構造と病巣の関係をどう把握するのか | 151

2 気管支閉塞所見を有する結節と気管支内成分を有する結節

- 気管支閉塞所見を有する結節は悪性腫瘍の可能性が高い。特にカップ状閉塞で悪性の可能性がより高く（図3），先細り閉塞は炎症でもみられうる。
- 気管支内成分を有する結節は，扁平上皮癌（図4），神経内分泌腫瘍（図5），唾液腺由来腫瘍が候補として考えられる。通常の腺癌でも稀にみられる。

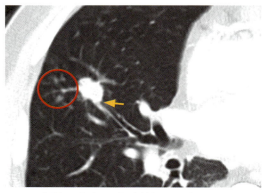

図3　乳頭型腺癌，非結核性抗酸菌症合併例のTS-CT画像
結節に向かう気管支がカップ状に閉塞（➡）している。末梢の多発粒状病変（赤丸内）は非結核性抗酸菌症の合併による。

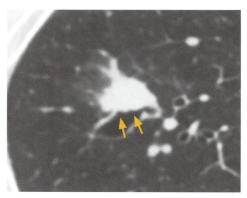

図4　扁平上皮癌のTS-CT画像
拡張した気管支内に腫瘍成分が突出（➡）する分岐状腫瘤が認められる。

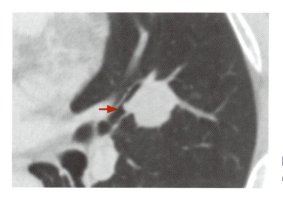

図5　定型カルチノイドのTS-CT画像
中枢側気管支内に腫瘍成分突出（➡）を伴う。

3 肺血管・気管支の収束像，圧排像

- 肺血管・気管支の収束像は主に肺腺癌でみられる（図6）。円形無気肺でみられる血管・気管支の円弧状の引き込みはcomet tail signとして知られる（図7）。
- 肺血管・気管支の圧排像は圧排増殖性腫瘍や良性腫瘍でみられ（図8），この所見自体が良悪性の鑑別の鍵となることはない。

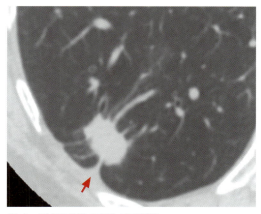

図6 乳頭型癌のTS-CT画像
肺血管・気管支の収束像。胸膜陥入像を伴う充実型結節で，肺腺癌の収縮を示す典型例である。胸膜陥入像には実際に胸膜面の陥凹（➡）がある。

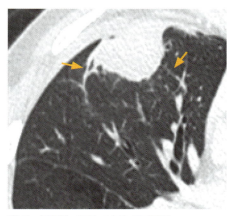

図7 円形無気肺のTS-CT画像
胸膜肥厚と接する塊状病変があり，血管・気管支が円弧状（➡）に引き込まれている。

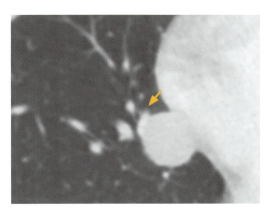

図8 過誤腫のTS-CT画像
辺縁明瞭・平滑な充実型結節腹側に肺血管・気管支の圧排像（➡）がある。

4 胸膜陥入像と娘結節を有する結節

- 胸膜陥入像は主に肺腺癌でみられる（図6）が，その他の組織型（図9）や炎症性結節（図10）でもときにみられる。結節末梢に形成される線状無気肺（図11）と混同しないために，臓側胸膜面の陥凹の有無の認識が重要である。
- 娘結節を有する充実型結節の場合，抗酸菌症の可能性が上昇する（図12）が，肺癌に非結核性抗酸菌症が合併する（図3）ことや結節周囲の二次性変化が娘結節類似所見を有する肺癌は稀ではない（図13）。また肺内転移が娘結節類似となることもある。娘結節があった場合にも本体の結節自体の肺癌の可能性について必ず検討することが重要である。

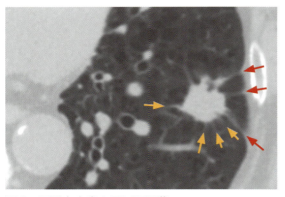

図9 扁平上皮癌のTS-CT画像
胸膜陥入像（➡）、スピキュラ（➡）も有する充実型結節であり、画像上は肺腺癌を考えざるをえない。背景に高度肺気腫がある。

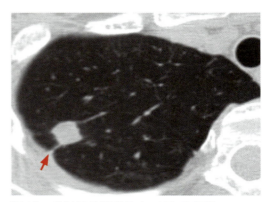

図10 非結核性抗酸菌症のTS-CT画像
胸膜陥入像（➡）を有する充実型結節であり、肺癌との鑑別は難しい。

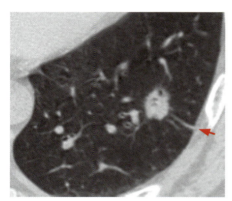

図11 乳頭型腺癌のTS-CT画像
肺結節と胸膜との間に連続する線状影があるが、胸膜面に陥凹はない（➡）。切除肺に実際の胸膜陥入はなく、線状無気肺である。

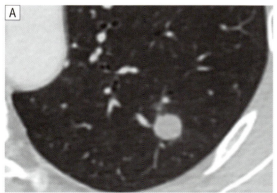
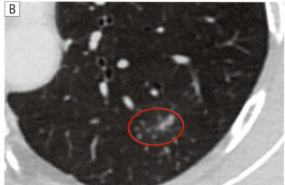

図12 非結核性抗酸菌症のTS-CT画像
充実型結節（A）、尾側に娘結節（B：赤丸内）が認められる。非結核性抗酸菌症（MAC）である。

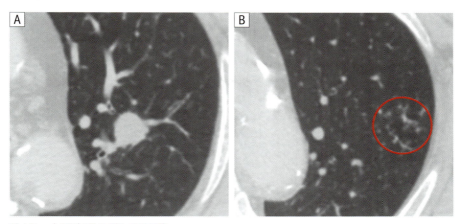

図13 小細胞癌のTS-CT画像
充実型結節（A），頭側に娘結節状の粒状病変（B：赤丸内）がみられる。小細胞癌であり，腫瘤の気管支狭窄／閉塞による細気管支炎と考えられる。

———— 負門克典

28 経過観察の重要性

POINT
- ▶結節の経過観察は3カ月後を基本とし，すりガラス結節ではさらに長くしてもよい。
- ▶充実型結節の場合，急速増大する肺癌が低頻度ながら存在することから，特に喫煙者においてより短い間隔での経過観察も選択される。
- ▶経過観察で結節のサイズが増大した場合，不変の場合，縮小した場合，それぞれの場合の留意点について常に念頭に置き対応する。

1 経過観察で結節のサイズが増大した場合

- どんな形態でも癌の可能性を考慮し，気管支鏡や切除を検討する。サイズのみでなく周囲構造の変化（腺癌の引き込み）の有無についても注意する必要がある（図1）。

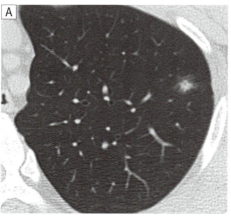 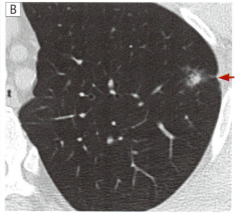

図1　置換型腺癌のTS-CT画像
A．左肺上区に部分充実型結節を認める。
B．9カ月後のCTで部分充実型結節のサイズはごくわずかな増大であるが，胸膜陥入像形成（➡），周囲血管との距離短縮がある。肺腺癌の収縮経過を示している。

2 経過観察で結節のサイズが不変の場合

- すりガラス結節および部分充実型結節では癌の疑いが強まる。充実型結節は良性の可能性が高くなるが、癌も十分考えられる。
- 2年変わりないすりガラス結節および部分充実型結節では、なお肺腺癌の可能性があり、サイズが不変だからといって完全に肺癌を除外することはできない。
- 2年変わりない充実型結節はほぼ良性と判断してよいが、粘液癌を中心に例外がある（図2）。

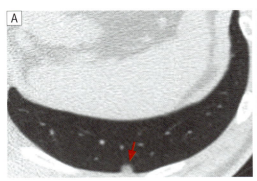 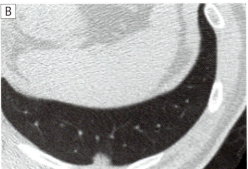

図2　浸潤性粘液性腺癌のTS-CT画像
A. 胸膜直下に充実型結節を認める（➡）。
B. 7年後のCTで緩やかな増大が認められる。

3 経過観察で結節のサイズが縮小した場合

- 軽度縮小の場合は癌の可能性は低下するが、なお否定できない。なるべく明確な縮小まで追跡する。
- 明確な縮小〜消失がみられた場合は良性と判断するが、扁平上皮癌で時にみられる充実型結節の崩れるような縮小には注意を要する（図3）。
- 胸膜直下にすりガラス結節が存在する場合、胸膜沿いの浸潤巣を過小評価してしまうことがある。増大傾向が乏しくても胸膜変化の有無に注意を払う必要がある（図4）。

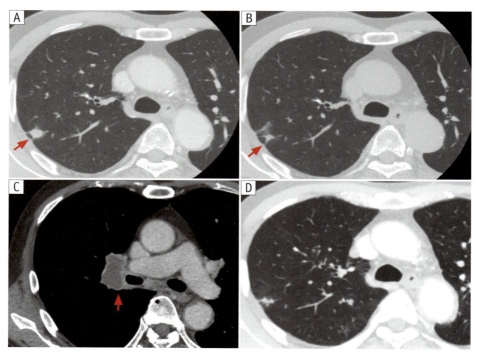

図3　扁平上皮癌のTS-CT画像
A. 初回検査で右肺上葉に不整形充実型結節（➡）を認める。重喫煙者である。
B. 初回から3カ月後のCTで結節に崩れるような縮小がある（➡）。
C, D. 初回から7カ月後のCT。Cは縦隔条件（造影）。結節は形態変化して，全体のサイズに著変はないが，右肺門部に壊死を伴うリンパ節転移（➡）が急速に出現している。

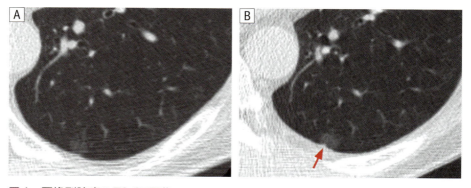

図4　置換型腺癌のTS-CT画像
A. 左肺下葉胸膜直下のすりガラス結節。
B. 5年後のCTでサイズに著変はないが，胸膜面に軽い凹凸（➡）が出現している。切除が施行されたところ置換型腺癌で，病理学的に胸膜浸潤（pl1）がみられた。

負門克典

11章 病理所見と画像所見の相関

29 2015年版WHO肺癌組織分類の要点
――2004年版との比較

POINT

- 2015年版のWHO分類において，2004年版から数々の改訂がなされているが，その中で注目すべき点が少なくとも4点ある。
- 免疫染色が診断に用いられ，腺癌にとどまらない組織分類における大きな変化が生じ，新たな分類学の時代に突入することとなった。
- 腺癌，扁平上皮癌の組織亜型が変更となった。
- 神経内分泌腫瘍が1つにまとめられた。
- 外科切除材料に対する組織分類のみではなく，近年の新規治療薬の進歩を考慮して小検体（生検検体，細胞診検体）に対する分類が加えられた。

1 2004年版から2015年版への改訂のポイント

- WHOによる肺癌組織分類第1版が1967年に上梓され，その後1981年に第2版，1999年に第3版〔2004年に"WHO Pathology and Genetics of Tumours of the Lung, Pleura, Thymus and Heart"[1]（WHO第3版）〕，そして2015年に第4版[2]が発行された（2017年11月時点で最新版，図1）。歴史的背景について記載されたものがあるが[3]，ここでは最近の肺癌診療の状況と2004年版と2015年版分類の違いについて比較したい。

- 21世紀に入ると，研究や治療の進歩に伴い，肺癌病理組織分類の形態学が一大転換期を迎えることとなった。2004年にEGFRの変異症例にチロシンキナーゼ阻害薬が効果を示すことが報告され，2007年にはEML4-ALK融合遺伝子が発見された。2012年にはALK治療薬が承認され，分子標的薬の時代となった[4]。また，ベバシズマブやペメトレキセドなどのように，扁平上皮癌か否かにより致死的出血の頻度が異なったり，また治療効果が異なったりする薬剤もあるため，精緻な組織型の決定が求められる時代となった。

- そのような時代背景のもと，2004年版WHO分類では遺伝子変異に関する記述が加えられ，書籍[1]の裏表紙に記載があるが，治療や臨床的な帰結を国際比較するための

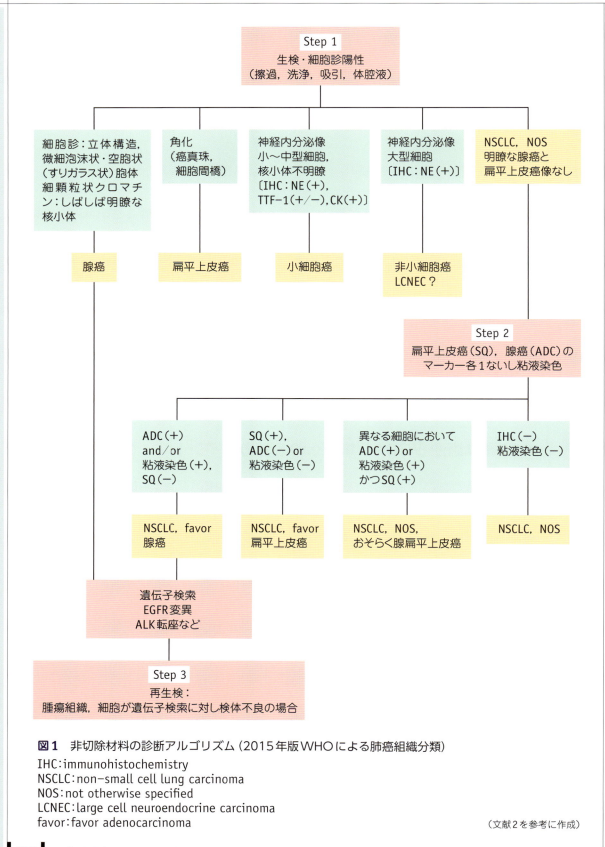

図1 非切除材料の診断アルゴリズム（2015年版WHOによる肺癌組織分類）
IHC：immunohistochemistry
NSCLC：non-small cell lung carcinoma
NOS：not otherwise specified
LCNEC：large cell neuroendocrine carcinoma
favor：favor adenocarcinoma

（文献2を参考に作成）

均てん化のツールとして発表された[3]。その組織分類では，①前浸潤性病変の新たな設定（異形成，上皮内癌，異型腺腫様過形成，びまん性特発性肺神経内分泌細胞過形成），②腺癌の分類の厳密化，特に亜型の混在する腫瘍を混合型腺癌とする，③大細胞癌のカテゴリーに神経内分泌腫瘍である大細胞神経内分泌癌が加わる，④肉腫様成分を含む癌を，多形，肉腫様，あるいは肉腫成分を含む癌としてまとめる，という特徴があった。

2 2015年版：注目すべき4点

■ 2004年版と2015年版WHO肺癌組織分類表大項目を**表1**[1, 2]に示した。数々の改訂がなされているが，その中で注目すべき点として以下のものを挙げたい。

①免疫染色が組織型診断に用いられ，腺癌にとどまらず組織分類全体が大きく変化し，新たな分類学の時代に突入することとなった

②腺癌，扁平上皮癌の組織亜型が変更になった

③神経内分泌腫瘍が1つにまとめられた

④外科切除材料に対する組織分類のみではなく，近年の新規治療薬の進歩を考慮して小検体（生検検体，細胞診検体）に対する分類が加えられた

表1 2004年版および2015年版WHO肺癌組織分類表大項目の比較

2004	2015
Squamous cell carcinoma	Adenocarcinoma
Small cell carcinoma	Squamous cell carcinoma
Adenocarcinoma	Neuroendocrine tumours
Large cell carcinoma	Large cell carcinoma
Adenosquamous carcinoma	Adenosquamous carcinoma
Sarcomatoid carcinoma	Pleomorphic carcinoma
Carcinoid tumour	Spindle cell carcinoma
Salivary gland tumours	Giant cell carcinoma
Preinvasive lesions	Carcinosarcoma
	Pulmonary blastoma
	Other and unclassified carcinomas
	Salivary gland tumours
	Papillomas
	Adenomas

（文献1，2を参考に作成）

- まず免疫染色が組織分類に加えられたことについてであるが，非小細胞癌と考えられる場合には腺系マーカー（TTF-1，Napsin A）と扁平上皮系マーカー（p40，CK5/6）を用い，それらのマーカーの発現パターンから組織型を決定していく（**表2**）[2]。神経内分泌系マーカーについてはこれまで通りにNCAM（CD56），synaptophysin，chromogranin Aが使用される。
- 腺癌の組織分類であるが（**表3**）[1, 2]，2004年版では腺癌の基本亜型としてBAC，

表2 非小細胞肺癌の免疫染色を加えた分類

TTF-1 Napsin A	p63	p40	CK5/6	手術検体診断	生検／細胞診診断
＋ （限局性／びまん性）	―	―	―	Adenocarcinoma	NSCLC, favor adenocarcinoma
	＋ （限局性／びまん性）	―	―		
		＋ （限局性）	―		
	―	―	＋ （限局性）		
―	＋（びまん性，上記のいずれか1つ以上）			Squamous cell ca	NSCLC, favor squamous cell ca
	＋（限局性，上記のいずれか1つ以上）			Large cell ca, unclear	NSCLC, NOS
―				Large cell ca −null	
染色せず				Large cell ca with no additional stains	NSCLC, NOS（no stains available）

限局性は10%未満陽性，びまん性は10%以上陽性と定義する。
ca：carcinoma

（文献2を参考に作成）

表3 2004年版および2015年版WHO肺腺癌組織分類の比較

2004	2015
Preinvasive lesions •Atypical adenomatous hyperplasia（AAH） Adenocarcinoma •Adenocarcinoma mixed subtype •Acinar adenocarcinoma •Papillary adenocarcinoma •Bronchioloalveolar carcinoma（BAC） 　•Nonmucinous 　•Mucinous 　•Mixed nonmucinous and mucinous •Solid adenocarcinoma with mucin production	Preinvasive lesions •Atypical adenomatous hyperplasia（AAH） •Adenocarcinoma *in situ*（AIS） 　Non−mucinous／Mucinous Minimally invasive adenocarcinoma（MIA） Invasive adenocarcinoma •Lepidic adenocarcinoma（nonmucinous） •Acinar adenocarcinoma •Papillary adenocarcinoma •Micropapillary adenocarcinoma •Solid adenocarcinoma

（文献1，2をもとに作成）

acinar，papillary，solidの4型があり，組織診断はそれらが純型のみからなる場合にacinar adenocarcinomaのようにしていたが，80%以上は4亜型が混在したadenocarcinoma mixed subtypeに分類され，予後を表す組織分類としては不十分なものであった。2015年版では組織分類全体の構築を変え，まず非浸潤性病変についてはatypical adenomatous hyperplasia（AAH）とともにadenocarcinoma *in situ*（AIS）の項目を設けた。また，浸潤巣が5mm以下の場合，minimally invasive adenocarcinoma（MIA）とした。浸潤性腺癌については亜型成分の有意なものを診断名とすることとし，lepidic adenocarcinoma，acinar adenocarcinoma，papillary adenocarcinoma，micropapillary adenocarcinoma，solid adenocarcinomaと診断する。この腺癌分類により，lepidic adenocarcinomaが最も予後がよく，acinarとpapillaryがそれに続き，micropapillaryとsolidが最も悪いことが報告されている。

■ 扁平上皮癌は角化型と非角化型に分類され，組織学的に細胞間橋や角化がみられるものが角化型，それらの組織所見がみられず扁平上皮マーカーが陽性である場合に非角化型とすると定義された。神経内分泌腫瘍は2004年版では小細胞癌，大細胞神経内分泌癌（大細胞癌に分類），カルチノイドは別々の項目になっていたが，2015年版では1つにまとめられ神経内分泌腫瘍という大項目に含められることとなった（**表4**）[2]。

表4　神経内分泌腫瘍の各組織型の比較

	Typical carcinoid	Atypical carcinoid	LCNEC	Small cell carcinoma
Average age	Sixth decade	Sixth decade	Seventh decade	Seventh decade
Sex predominance	Female	Female	Male	Male
Smoking association	No	Variable	Yes	Yes
Diagnostic criteria				
Mitosis／2mm^2	0〜1	2〜10	>10（Median 70）	>10（Median 80）
Necrosis	No	Focal, if any	Yes	Yes
Neuroendocrine morphology	Yes	Yes	Yes	Yes
Ki-67 proliferation index	Up to 5%	Up to 20%	40〜80%	50〜100%
TTF-1 expression	Mostly negative	Mostly negative	Positive（50%）	Positive（85%）
Synaptophysin／Chromagranin	Positive	Positive	Positive（80〜90%）	Positive（80〜90%）
CD56	Positive	Positive	Positive（80〜90%）	Positive（80〜90%）
Combined NSCLC component	No	No	Sometimes	Sometimes

（文献2をもとに作成）

■ 小検体に対する分類であるが，組織像から腺癌，扁平上皮癌，神経内分泌癌（神経内分泌マーカーの免疫染色を行う）の分類を行い，これらに該当しないものは非小細胞癌とすることとなった（**図1**）。この結果，腺癌である場合，非切除例では遺伝子解析や最近ではPD-L1検査へ進むこととなる。

■ なお，細かな用語の変更についてであるが，sclerosing hemangioma（硬化性血管腫）はsclerosing pneumocytoma（硬化性肺細胞腫）と名称が変わっているので注意されたい。また，「肺癌取扱い規約」第8版[5]（2017年1月出版）で，カルチノイドの定型的，非定型的という用語はそれぞれ定型，異型に変更されている。

文 献

1) WHO Pathology and Genetics of Tumours of the Lung, Pleura, Thymus and Heart. Travis WD, et al, eds. IARC, 2004.
2) WHO Classifications of Tumours of the Lung, Pleura, Thymus and Heart. Travis WD, et al, eds. IARC, 2015.
3) 横瀬智之：臨床放射線. 2016；61(1)：27-34.
4) Lindeman NI, et al:J Thorac Oncol. 2013；8(7)：823-59.
5) 肺癌取扱い規約. 第8版. 日本肺癌学会，編. 金原出版, 2017.

―――――――― **横瀬智之**

11章 病理所見と画像所見の相関

30 肺癌組織分類をもとにした病理所見と画像所見の相関

POINT
- ▶ 画像と病理の相関において顕微鏡組織像のみならず肉眼像との対比も重要である。
- ▶ 画像所見におけるすりガラス成分を持つ腫瘍については比較的組織像を推定しやすいが，充実型結節あるいは腫瘤は組織像を絞り込むことが難しい。

1 画像所見と病理所見の相関をみる意味

- X線写真やCT画像から病変の性状を推定するには，病理所見との相関を知っておくと容易になる。優秀な放射線画像読影医はモニター上に写る画像所見に肉眼像や組織像を重ねて判読しているものと思われる。そのレベルに至るには病理所見との対比を繰り返し行うことが必要であろう。
- 本稿では主に高分解能CT（TS-CT）の画像所見と病理所見の対比について述べる。

2 相関をみるコツ

- 画像所見と病理所見を相関させるにあたり，山田らは含気型陰影と充実型陰影で考えられる病理組織像を挙げており，組織像を絞り込むには役立つ方法である（**表1**）。これは肺野条件と縦隔条件で病変部の大きさを比較し，大きさの違いが50％以上であれば含気型，50％未満では充実型としている。
- さらに，画像所見を詳細にみるためにはCT読影で使用される用語がそれぞれどのような組織像を示唆するのかを理解しておくと，画像所見から組織像がみえてくる可能性がある。
- 「肺癌取扱い規約」第8版[1]の画像診断分類の補遺として「肺結節・腫瘤に関するCT所見用語集」が掲載されている。そのまとめが**表2**である。各用語のCT画像は規約[1]をご覧頂きたい。
- 以上の所見に含め，画像所見から病理組織像を推定するために必要な知識として，発

表1　含気型陰影と充実型陰影で考えられる病理組織像

含気型陰影	上皮内腺癌（adenocarcinoma *in situ*：AIS） 異型腺腫様過形成（atypical adenomatous hyperplasia；AAH） リンパ増殖性疾患（MALTリンパ腫など） 限局性炎症性線維化病変 肺炎 肺胞蛋白症 出血 薬剤性肺炎 急性好酸球性肺炎 間質性肺炎 過敏性肺臓炎 肺野型サルコイドーシス
充実型陰影	低分化腺癌 扁平上皮癌 神経内分泌腫瘍 大細胞癌 多形癌 転移性肺癌 良性腫瘍 血管腫 肉芽腫

生部位，年齢，造影効果などを加味すると，より画像所見から病理所見に近づいていく。

3　実例でみてみよう！

■画像所見と病理所見の対比を行う上で重要な点は，病理組織像との比較のみならずマクロ像，組織ルーペ像とともに比較することである。

▌症例1

■すりガラス結節の例である（**図1A**）。境界明瞭で内部均一である。

■その切除材料の肉眼像は非癌部肺組織との境界が明瞭であり，内部には拡張した気腔，気道がみられる（**図1B**）。炭粉が辺縁の一部にみられるが，明瞭な線維化は伴っておらず，一方で病変内の炭粉沈着は時に細気管支の位置を示す指標となる。

■組織ルーペ像（**図1C**）では，病変は周囲肺実質と明瞭な境界を示している。これはなぜであろうか。また，病変はなぜすりガラス状にみえていたのだろうか。

■組織像をみると腫瘍辺縁部において腫瘍細胞は既存の肺胞表面を這うように進展しており，既存構造が残っているため，気腔も開存したままである（**図1D**）。すりガラスはこの腫瘍の進展時における気腔残存によるものであることがわかる。また，腫瘍が

表2　CT所見用語とその説明および病理像との相関

用語	説明	推定される病理像
境界明瞭・不明瞭	周囲肺組織との境界を明確にたどれるか否か	境界明瞭の場合，病変の縁と周囲肺組織が明確に分かれる。たとえば，含気量が明らかに変化する
辺縁平滑・不整	主に境界明瞭な場合に表現 平滑：周囲肺組織との境界がなめらかな場合 不整：凹凸が認められ，不規則な辺縁の場合	辺縁平滑の場合，周囲肺組織との間で組織成分が比較的均一で血管，気管支などの障害物がない状況あるいは強い増殖能で圧排している状態。腫瘍本体と周囲組織との兼ね合いで辺縁性状は変わる
スピキュラ	辺縁不整の一形態で，周囲に向け線状・棘状突出構造を示し，胸膜に至らない	組織像は虚脱巣，腫瘍浸潤，リンパ管浸潤，小葉間結合織などと言われている
分葉（ノッチ）	辺縁凸の場合の境界部に凹状の切れ込みを持った形状の病変を分葉状と言う	組織学的には，凹部には血管・気管支が存在することがある
すりガラス結節 （ground glass nodule）	病変内の肺血管が明瞭に透見できる程度の淡い吸収値	腫瘍であれば置換増殖成分をまず考えるが，リンパ腫などでも同様な性状を示す。含気成分と非含気成分が混在し，特に前者が優位な状況が推定される
充実型（solid type）	病変内の血管はまったく透見できない程度の吸収値	含気成分のない組織成分や分泌物，出血などからなる
部分充実型 （part solid type）	すりガラス成分と充実成分の混在からなる	含気優位な領域と，非含気優位ないし非含気成分のみからなる領域の両者からなる
気管支透亮像 （air bronchogram）	病変内で辺縁明瞭な円形・楕円形・索状・Y字状の透亮像を指す	気管支周囲に虚脱あるいは線維化，場合により腫瘍が接する場合が多く，周囲構造の収縮などにより形状が変化する
空洞（cavity）	1cm以上の厚い壁に囲まれた透亮像を指す。ブラと鑑別を要する	腫瘍性空洞は壊死が多い。小型肺癌では空洞形成は少ない
石灰化像（calcification）	骨とほぼ等しい高吸収域	陳旧性結核病変，過誤腫（びまん性，中心性，リング状）。稀に肺癌（偏在性，点状散布パターン）
肺血管・気管支収束像 （vascular convergence）	結節，腫瘤中心に向け，肺血管，気管支が集中する所見	病変の収縮によるもので，中心瘢痕をつくる肺腺癌や結核腫でみられる
胸膜陥入像 （pleural indentation）	結節・腫瘤から途切れずに胸膜面に達する線状・索状構造	肺胸膜の引き込み，時に小葉間隔壁の肥厚，胸膜側部分無気肺
胸膜陥凹像 （pleural concave）	結節・腫瘤に向かう胸膜の緩やかな陥凹像	上記と同様
胸膜肥厚 （pleural thickening）	胸膜面，縦隔側，葉間裂にもありうる	平滑な場合は胸水との鑑別を要する。結節状や不規則な非構造について悪性腫瘍の場合，胸膜播種などを疑う

進展することにより既存構造の肺胞壁が肥厚していることに気がつくであろう。この肥厚部には線維増生，リンパ球などの炎症細胞浸潤が認められ，腫瘍の被覆と相まって，非癌部の構造と明瞭な違いを示す。これが，境界を明瞭にしている理由となる。

- 病理診断において通常使用される染色法はヘマトキシリン・エオジン染色（HE染色）である。一方，肺の基本構造をみる上で重要な染色法がある。それは弾性線維染色で，主な染色法としてエラスチカ・ワン・ギーソン染色とビクトリアブルー・ワン・ギーソン染色がある。肺は弾性線維からできている臓器と言っても過言ではないほど弾性線維を多量に含み，その弾性線維が基本構造を形成している。

- 図1Eは図1Dとほぼ同じ位置のエラスチカ・ワン・ギーソン染色であり，肺胞壁内に黒色の線状構造が観察されるが，これが弾性線維である。腫瘍内でも間質に黒い線維が認められるが，これが既存構造を破壊していない，すなわち非浸潤性を示す根拠となる。

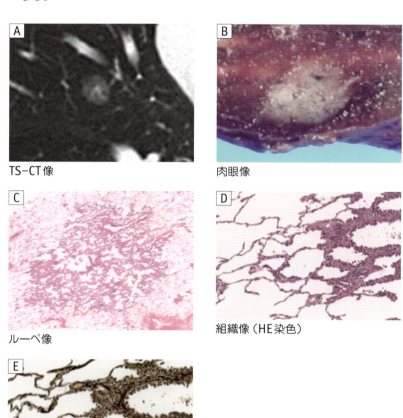

A　TS-CT像
B　肉眼像
C　ルーペ像
D　組織像（HE染色）
E　組織像（エラスチカ・ワン・ギーソン染色）

図1 症例1

- 症例1は弾性線維の消失，破壊がないことから，上皮内腺癌（AIS）と診断できる。

症例2

- 部分充実型の例である（図2A）。中心部は広い充実性部分が認められ，その周囲にすりガラス成分とスピキュラがみられる。腫瘍辺縁は境界明瞭な部位とやや不明瞭な部位が混在する。
- 手術材料の肉眼像では腫瘍中心部には気腔はみられないが，周囲には気腔開存を示唆するスポンジ状の領域が帯状にみられる（図2B）。血管・気管支に接する部位は気腔は存在していない。
- 組織ルーペ像では非含気成分とその周囲を取り囲む気腔開存領域からなり，非含気成分が画像的充実性成分，置換増殖域が画像的すりガラス領域に一致することがわかる（図2C）。充実性部分は均一に造影されているが，肉眼的にも壊死はみられず，組織学的にも血管の消失した部分はみられない。
- 図2Dは腫瘍辺縁部の気腔開存部であるが，症例1と同様に置換増殖を示す腫瘍領域と非腫瘍領域が明瞭な境界をなし，気腔が存在することは共通しているが，腫瘍を含む肺胞壁の厚みで境界がなされている。一方，中心部は腺管形成が優位で充実性増殖を伴う腫瘍細胞と腫瘍誘導間質によって形成され，明瞭な浸潤を示している（図2E）。図中央の間質にある紡錘型細胞が活動性線維芽細胞と言われる浸潤の根拠となる間質細胞である。エラスチカ・ワン・ギーソン染色では既存の弾性線維は断裂し，浸潤性であることが明瞭である（図2F）。

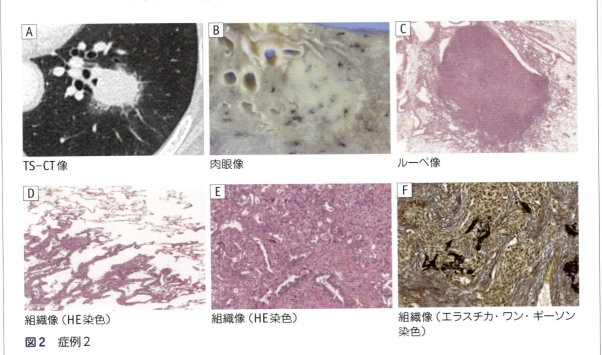

A TS-CT像　B 肉眼像　C ルーペ像
D 組織像（HE染色）　E 組織像（HE染色）　F 組織像（エラスチカ・ワン・ギーソン染色）

図2　症例2

- 症例2の病理診断は管状（腺房状）構造が優位であることから腺房型腺癌となる。

症例3

- 充実型の例である（**図3A**）。辺縁は不整でスピキュラがみられる。
- **図3B**はその肉眼像である。胸膜に接した腫瘍であるが，2方向から胸膜陥入が認められ，CT画像上認められる長い陥入像が肉眼像の12時方向のものと思われる。画像上境界は明瞭であるが，腫瘍辺縁は肉眼的に不明瞭である。腫瘍辺縁には褐色の領域があり，閉塞性肺炎を示している。肉眼的にはこの炎症所見により腫瘍辺縁を追いがたくなると考えられる。なお，このような症例は指で触れることにより，炎症を含めた境界がわかりやすくなる。紙面では伝えるのが難しいが，肉眼観察では視覚以外に触覚も大事な情報収集の方法となる。
- **図3C**は組織ルーペ像である。非含気領域が中央にあり，その周囲に軽度の虚脱あるいは肺胞隔壁に肥厚がみられる。
- **図3D**は腫瘍の一部を示す組織像である。線維化を伴って充実性増殖からなる胞巣形成を示す異型細胞が認められる。
- **図3E**はその拡大であるが，細胞境界が明瞭な核／細胞質比の高い異型細胞が認められ，細胞間橋がある可能性はあるがはっきりと確信できない像である。このような症例は非小細胞癌の診断を一時的にしておき，腺系か扁平上皮系かを判断するために

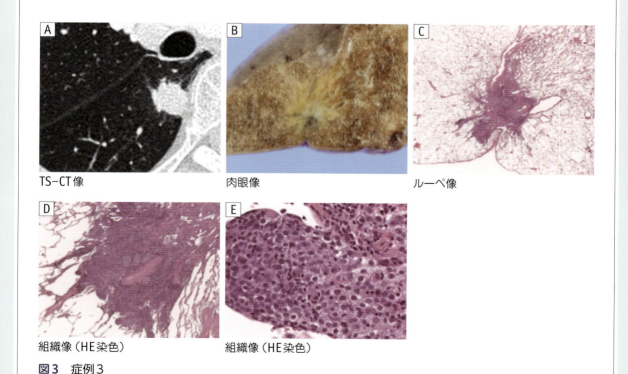

A　TS-CT像
B　肉眼像
C　ルーペ像
D　組織像（HE染色）
E　組織像（HE染色）

図3　症例3

免疫染色を行う。すると本症例では腺系マーカーであるTTF-1とNapsin Aは陰性であり，扁平上皮系マーカーのp40，CK5/6が陽性であった。したがって，現行のWHO分類（取扱い規約も同様であるが）の診断に合わせ，非角化型扁平上皮癌の診断となる。
- 末梢型扁平上皮癌では周囲を圧迫するようなタイプだけではなく，本症例のように周囲構造の収束，胸膜陥入といった低分化型腺癌に似た顔つきの瘢痕形成をするタイプもみられる。

症例4

- 左上葉の中枢型充実性結節である（図4A）。血管圧排像がみられ，リンパ節の腫大を伴っている。
- 肉眼像では腫瘍は周辺に気管支軟骨と考えられる構造が確認され，腫瘍が気管支壁に沿って浸潤していると考えられる（図4B）。扁平上皮癌のように，気管支内腔を充填しているようにみえるが腫瘍周囲の閉塞性変化はみられず，内腔は通じているものと考えられる。近傍のリンパ節において灰白色調の部位があり，転移が示唆される。
- 組織ルーペ像では面が多少ずれているが，気管支壁に密な細胞増殖を示す腫瘍成分が認められる（図4C）。気管支軟骨周囲に染み入るように進展し，気管支と血管の間で結節状に増殖している。

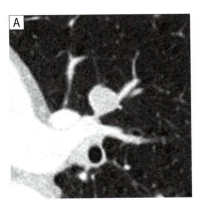

TS-CT像

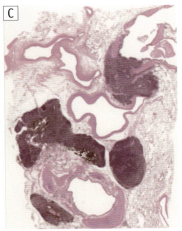

肉眼像

ルーペ像（HE染色）

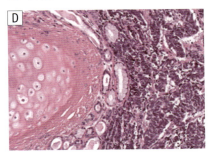

組織像（HE染色）

図4 症例4

- 組織学的には，核/細胞質比の著しく高い細胞が密に増殖し，気管軟骨周囲に増殖している（**図4D**）。細胞形態としてリンパ腫細胞などとの鑑別が必要になる場合があり，神経内分泌マーカー（CD56, synaptophysin, chromogranin A）の発現を確認することがある。現在，WHO分類で小細胞癌は神経内分泌腫瘍の項目に入っていることから，神経内分泌マーカーは調べておいたほうがよいのかもしれない。
- 中枢型小細胞癌は気管支壁に沿ってソーセージ様に進展することが知られており，図で示した像はその一断面を示したものと考えて頂くとよい。

症例5

- 左上葉の腫瘍で，広く下葉の胸膜に接している（**図5A**）。そのため，下葉が一部合併切除されている。腫瘍辺縁では境界明瞭，辺縁不整である。縦隔条件では内部不均一であり，壊死の存在が示唆される（**図5B**）。
- 切除材料の肉眼像では境界不整な腫瘍内部は多彩な像を示している（**図5C**）。白色部分が生存している腫瘍細胞の存在領域，黄色い部位が壊死，黒い部位が炭粉沈着であり，線維化巣に相当する。また，腫瘍周囲の黄色部は閉塞性肺炎である。この肉眼像からも組織像は多彩であることが推定される。

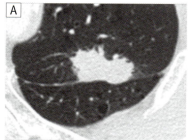
TS-CT像

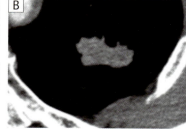
TS-CT像（縦隔条件）

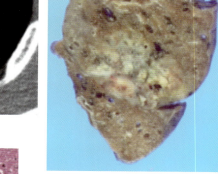
肉眼像

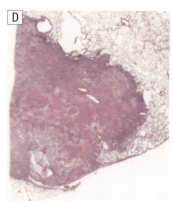
ルーペ像（HE染色）

組織像（HE染色）

図5 症例5

■腫瘍は比較的境界明瞭であるが，組織ルーペ像（HE染色）でも不均一であることがわかる（**図5D**）。

■実際，組織像においても細胞境界の明瞭な大型多角形の異型細胞が大小の胞巣を形成し，胞巣中心壊死が顕著である（**図5E**）。明らかな腺系，扁平上皮系分化はみられず，神経内分泌腫瘍を示すロゼット構造もみられないことから，非小細胞癌と考え，免疫染色を行った。その結果，腫瘍はTTF-1，p40とも陰性であり，症例5は大細胞癌の診断に至った。

文 献

1）肺癌取扱い規約. 第8版. 日本肺癌学会, 編. 金原出版, 2017, p38-50.

＿＿＿＿＿＿＿＿＿＿＿＿＿＿＿＿＿＿＿＿＿＿＿＿＿＿＿＿＿＿＿＿＿＿＿＿ **横瀬智之**

索 引

欧 文

A

AAH（atypical adenomatous hyperplasia）*63*, *163*

ABPA（allergic bronchopulmonary aspergillosis）*29*

air bronchogram *104*

air crescent sign *106*

air fluid level *99*

air trapping *93*, *102*

AIS（adenocarcinoma *in situ*）*62*, *68*, *163*

angiogram sign *104*

A-P window *17*, *103*

B

BA比 *97*

BLA（bubble-like appearance）型肺腺癌 *71*

bulging fissure sign *124*

C

cluster of grapes *98*

coin lesion *105*

comet tail sign *107*

coral sea sign *107*

cotton ball appearance *108*

crazy paving pattern *103*

CT *3*, *7*

── angiogram sign *104*, *124*

── bronchus sign *81*, *107*

── halo sign *27*

cuffing sign *99*

D

DAD（diffuse alveolar damage）*139*

dependent density *102*

double bronchial wall sign *108*

E

EBMの手法による肺癌診療ガイドライン2016年版 *40*

EGFR（epidermal growth factor receptor） *139*

── チロシンキナーゼ阻害薬 *139*

── 変異 *160*

ES（dual energy subtraction）画像 *11*

extrapleural air sign *109*

extrapleural sign *106*

F

fallen lung sign *109*

FDG-PET *120*

feeding vessel sign *27*

finger-in-glove sign *99*

focal fibrosis *65*, *68*

focal pneumonia *63*

FOV（field of view）*78*

G

galaxy sign *108*

GGN（ground glass nodule）*61*

── の鑑別のポイント *67*

── の経過観察 *69*

── の定義 *62*

── のPET検査所見 *70*

GGO（ground glass opacity） *61*

gloved finger sign *99*

H

hair line *103*

halo sign *106*

HE染色 *50*

honeycomb *104*

I

ICI (immuno checkpoint inhibitor) *141*

invasive adenocarcinoma *64*

invasive mucinous adenocarcinoma *73*

inverted S sign *101*

inverted V sign *100*

K

KerleyのB line *103*

L

lobulation *43*

M

MAC (mycobacterium avium complex) *148*

MALToma *86*

MALT (mucosa-associated lymphoid tissue)リンパ腫 *29, 149*

meniscus sign *106*

MIA (minimally invasive adenocarcinoma) *163*

mixed GGN *61*

mucoid impaction *27*

N

niveau *99*

P

paratracheal stripe *100*

part-solid nodule *2*

peribronchial cuffing *99*

PET (positron emission tomography)-CT *120*

pleural tag *41*

pure GGN *61, 144*

R

reversed halo sign *107*

S

saber-sheath trachea sign *100*

scar-like lesion *72*

septal line *103*

signet ring sign *98*

solid nodule *61*

spicula *105*

S sign of golden *101*

steeple sign *100*

string of pearls *98*

Swiss cheese appearance *102*

Swyer-James症候群 *92*

systematic reading *47, 53*

T

thickened posterior tracheal stripe sign *101*

tracheal buckling *101*

traction bronchiectasis *98*

tram line *98*

tree-in-bud *35, 99*

TS-CT (thin-section CT) *131*

TS (temporal subtraction)画像 *11*

TTF-1 *162*

tumor doubling time *9*

Tリンパ球 *141*

V

vascular convergence *41*

VDT (volume doubling time) *9*

W

Westermark sign *103*

X

X線透視 *76*

和 文

あ

アレルギー性気管支肺アスペルギルス症（ABPA）　**29**

悪性リンパ腫　**86**

圧排増殖　**112**

い

異型腺腫様過形成（AAH）　**63, 68**

え

エネルギー差分（ES）画像　**11**

お

オシメルチニブ　**136**

オテラシルカリウム配合剤　**136**

横隔膜　**18**

か

カルチノイド　**125**

過誤腫　**32, 146, 150**

喀痰細胞診　**89**

拡大写真　**76**

乾性咳嗽　**142**

含気型陰影　**166**

癌性リンパ管症　**35**

き

ギメラシル　**136**

気管　**74**

　　——癌　**85**

　　——憩室　**84**

　　——分岐角　**17**

　　——傍線　**85**

気管支　**74**

　　——異物　**94**

　　——造影　**76**

　　——分岐異常　**83**

　　——閉鎖症　**27, 93**

気道　**97**

　　——異物　**95**

　　——上皮細胞　**116**

器質化肺炎　**25, 148**

急性好酸球性肺炎　**35**

胸膜陥入　**8**

　　——像　**25, 41, 106**

鏡面形成　**99**

棘状突起（スピキュラ）　**8, 105, 129**

く

クリプトコッカス症　**25**

グラデーション現象　**45**

空洞　**8**

け

ゲフィチニブ　**136**

ゲムシタビン　**136**

経時差分（TS）画像　**11**

結核　**34**

結節　**144**

　　——の経過観察　**156**

　　——辺縁全周　**147**

血管収束像　**41**

血痰　**87**

限局性線維化巣　**65**

限局性肺炎　**63**

こ

コンソリデーション　**28**

孤立性肺結節　**125, 134**

広義間質　**35**

抗酸菌性肉芽腫　**121**

抗PD-1（programmed death-1）抗体　**141**

骨島　**4**

さ

サルコイドーシス　**35, 148**

最大standardized uptake value（SUVmax）　**120**

殺細胞性抗癌薬　**136**

散布性陰影　**8**

し

死後画像診断 *82*

質的診断 *1*

腫瘍倍加時間（VDT） *9*

腫瘍倍増速度（tumor doubling time） *9*

収束 *105*

縦隔気腫 *108*

縦隔線 *16*

充実型陰影 *166*

充実型結節 *61, 144*

充実型腺癌 *148*

充実性増殖 *169*

小検体 *161*

小細胞癌 *147*

小三J読影法 *18*

小葉 *33*

    ——間隔壁 *25*

    ——性肺炎 *90*

    ——中心性陰影 *99*

上皮成長因子受容体（EGFR）遺伝子 *139*

上皮内腺癌（AIS） *62, 68, 169*

神経内分泌マーカー *172*

侵襲性アスペルギルス症 *25*

浸潤性腺癌 *64, 114*

浸潤性粘液性腺癌 *73*

す

すりガラス結節（GGN） *61, 144*

すりガラス（濃度）陰影（GGO） *61*

スピキュラ *8, 105, 129*

せ

石灰化 *8*

    ——病変 *4*

腺癌 *7, 90*

腺系マーカー *162*

そ

粟粒結核 *38*

た

存在診断 *1*

ダイナミック造影CT *134*

大細胞癌 *173*

大細胞神経内分泌癌 *150*

大動脈肺動脈窓 *17*

弾性線維染色 *168*

断層写真 *76*

ち

置換型腺癌 *147*

置換増殖 *169*

中枢気道狭窄 *87*

超低線量CT *10*

陳旧性炎症性病変 *131*

て

テガフール *136*

低酸素血症 *142*

低線量CT *10*

転位気管支 *83*

と

等方ボクセル *78*

な

軟骨輪 *74*

    ——の石灰化 *78*

に

ニボルマブ *136*

2015年版WHO肺癌組織分類 *159*

肉芽腫 *4*

乳頭型腺癌 *145*

任意断面作製 *90*

ね

粘液産生腫瘍 *122*

粘液性腺癌 *124*

粘液栓子 *27, 29*

の

ノッチ *45, 105, 148*

177

は

パクリタキセル **136**

肺外気管支 **74**

肺間質 **137**

肺癌 **7**
 ——CT検診認定技師 **13**
 ——取扱い規約第8版 **145, 164**
 ——の存在部位 **19**

肺クリプトコッカス症 **146**

肺結核腫 **146**

肺結節 **7**
 ——・腫瘍に関するCT所見用語集 **165**
 ——の評価項目 **7**
 ——の分類 **144**
 ——の辺縁 **146**

肺臓炎 **142**

肺転移 **39**

肺内気管支 **74**

肺内リンパ節 **135**

肺病変の形態評価 **111**

肺胞 **35**
 ——虚脱線維化型 **41**
 ——上皮置換型 **43**
 ——上皮非置換型 **43**
 ——造影 **76**

肺門 **17**
 ——部肺癌 **87**

敗血症性肺塞栓症 **27**

瘢痕収縮 **112**

瘢痕様陰影 **72**

ひ

びまん性肺胞障害（DAD） **139**

びまん性汎細気管支炎 **34**

非角化型扁平上皮癌 **171**

非結核性抗酸菌症（MAC） **148, 154**

非小細胞癌 **164**

非浸潤性粘液性腺癌 **124**

微少浸潤性腺癌（MIA） **68**

左下葉無気肺 **29**

病期診断 **1**

ふ

部分充実型結節 **144**

副腎皮質ホルモン（ステロイド）治療 **138**

分子標的薬 **136, 159**

分葉 **8, 43**

へ

閉塞性肺炎 **172**

扁平上皮系マーカー **162**

ほ

ポップコーン状の石灰化 **32, 131, 150**

傍気管線 **17**

ま

マイコプラズマ肺炎 **34**

末梢型扁平上皮癌 **115**

み

右上葉入口部肺癌 **89**

右上葉肺腺癌 **5**

右傍気管嚢胞 **84**

次号予告

jmedmook 54

2018年2月25日発行！

外来でよく診るかぜ以外のウイルス性疾患
自らウイルス性疾患の診療を実践するために

編者　國松淳和（国立国際医療研究センター病院 総合診療科）

CONTENTS

1章　総論──"かぜ"の次を考える

1　まず，よくある"かぜ"を正しく診ることから始めよう

2　かぜ診療における血液検査の閾値について考える

3　NCGM-GIM方式（国立国際医療研究センター総合内科方式）
──血液検査結果を使っての絞り込み

4　「発熱＋皮疹」の考え方

2章　怒濤の各論構築──ウイルス感染症とその鑑別

A　ウイルス感染症

1　EBウイルス

2　サイトメガロウイルス

3　ヒト免疫不全ウイルス

4　B型肝炎ウイルス

5　パルボウイルスB19

6　風疹ウイルス

7　麻疹ウイルス

8　デングウイルス

B　薬疹

1　薬疹のoverviewとウイルス性発疹症との鑑別について

2　典型薬疹

3　重症薬疹・特殊型薬疹

C　ウイルス感染症ではないが鑑別対象となるもの

1　菊池病

2　全身性エリテマトーデス
（systemic lupus erythematosus；SLE）

3　ツツガムシ病

**3章　Caseで学ぶ発熱と「プラスα」の鑑別診断Basic
──ここまでのおさらいと臨床応用**

1　45歳，男性──発熱＋肝機能障害

2　26歳，女性──発熱＋白血球減少

3　10代，男性──発熱＋血小板減少

4　22歳，女性──発熱＋リンパ節腫脹

5　34歳，男性──発熱＋皮疹

6　33歳，男性──発熱＋関節痛

jmedmook

偶数月25日発行 B5判／約170頁

定価（本体**3,500**円＋税）　送料実費

〔前金制年間（6冊）直送購読料金〕
21,000円＋税　送料小社負担

編著

山田耕三 （やまだ こうぞう）
神奈川県立がんセンター呼吸器内科部長

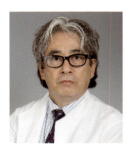

【プロフィール】

1983年長崎大学医学部卒業，長崎大学病院研修医，国立がんセンター病院（現・国立がん研究センター中央病院）内科レジデント，1992年より現職場に勤務，2008年より現職。

日本内科学会認定医・指導医，日本呼吸器学会専門医・指導医，日本呼吸器内視鏡学会専門医・指導医，日本がん検診・診断学会認定医，日本臨床腫瘍学会暫定指導医

jmed mook 53　あなたも名医！
肺癌を見逃さない！
画像読影のコツを押さえよう

ISBN978-4-7849-6653-0　C3047　¥3500E
本体3,500円＋税

2017年12月25日発行　通巻第53号

編集発行人　梅澤俊彦
発行所　　　日本医事新報社　www.jmedj.co.jp
　　　　　　〒101-8718　東京都千代田区神田駿河台2-9
　　　　　　電話（販売）03-3292-1555　（編集）03-3292-1557
　　　　　　振替口座　00100-3-25171
印　刷　　　ラン印刷社

© Kozo Yamada　2017 Printed in Japan
© 表紙デザイン使用部材：株式会社カワダ　diablock©KAWADA

・本書の複製権・翻訳権・上映権・譲渡権・公衆送信権（送信可能化権を含む）は（株）日本医事新報社が保有します。

 ＜（社）出版者著作権管理機構　委託出版物＞

本書の無断複写は著作権法上での例外を除き禁じられています。複写される場合は，そのつど事前に，（社）出版者著作権管理機構（電話 03-3513-6969，FAX 03-3513-6979，e-mail:info@jcopy.or.jp）の許諾を得てください。